T. Haferlach
Das Arzt-Patient-Gespräch

D1732578

T. Haferlach

Das Arzt-Patient-Gespräch

Ärztliches Sprechen in Anamnese,
Visite und Patientenaufklärung

W. Zuckschwerdt Verlag München · Bern · Wien · New York

Der Autor:

Dr. med. Dr. phil. Torsten Haferlach
II. Medizinische- und Poliklinik
der Christian-Albrechts-Universität
im Städtischen Krankenhaus
Chemnitzstraße 33
D-24116 Kiel

Auslieferungen W. Zuckschwerdt Verlag GmbH

Deutschland:	Schweiz:	Österreich:	USA:
Brockhaus Commission	Hans Huber Verlag	Maudrich Verlag	Scholium International Inc.
Verlagsauslieferung	Längassstrasse 76	Spitalgasse 21a	14 Vanderventer Ave
Kreidlerstrasse 9	CH-3000 Bern 9	A-1097 Wien	Port Washington
D-70806 Kornwestheim			11050 New York

Die Deutsche Bibliothek – CIP-Einheitsaufnahme

Haferlach, Torsten: Das Arzt-Patient-Gespräch : Ärztliches Sprechen in Anamnese, Visite und Patientenaufklärung / T. Haferlach. – München ; Bern ; Wien ; New York : Zuckschwerdt, 1994
ISBN 3-88603-500-X

© 1994 by W. Zuckschwerdt Verlag GmbH, Kronwinkler Strasse 24, D-81245 München.
Printed in Germany by Presse-Druck Augsburg

ISBN 3-88603-500-X

Inhaltsverzeichnis

1. Einleitung

»Rezepte schreiben ist leicht, aber im übrigen sich mit den Leuten verständigen, ist schwer.«

(Franz Kafka)

Die Sprache zwischen dem Arzt und seinem Patienten ist in der modernen Medizin am Ende des 20. Jahrhunderts genauso wie zur Zeit des Hippokrates ein entscheidender Faktor für eine erfolgreiche Diagnosestellung und Therapie. Wer seine Patienten nicht versteht, wird sie nicht adäquat behandeln können; wer als Patient die Erklärungen und Hinweise seines Arztes nicht verstehen kann, da dieser »unklar« formuliert, wird Fehler bei seiner Therapie machen und sich vielleicht sogar selbst gefährden.

In diesem Buch geht es überwiegend um die Gesprächsrichtung vom Arzt zum Patienten. Da aber das Arzt-Patienten-Gespräch üblicherweise ein Dialog ist, wird auch das Sprechen von Patienten in die Thematik einbezogen. In einigen medizinischen Lehrbüchern finden sich – z.T. sehr kurze – Kapitel, die sich mit dem Arzt-Patienten-Verhältnis und der Kommunikation zwischen beiden Partnern befassen. Ausführlichere Erkenntnisse dazu sind auch aus Werken zur ärztlichen Ethik oder aus speziellen Büchern zur Anamneseerhebung zu entnehmen. Diesen theoretischen Bemerkungen fehlt jedoch häufig eine praxisbezogene Ausrichtung, die auf den heutigen ärztlichen Alltag anwendbar wäre.

Das Medizinstudium ist weiterhin von Jahr zu Jahr mehr naturwissenschaftlich ausgerichtet; auf ausformulierende schriftliche Arbeiten oder längere Prüfungsgespräche am Patientenbett wird zugunsten von Multiplechoice-Fragen verzichtet.

So kann ärztliches Sprechen, wie es in der Praxis täglich erforderlich ist, während des Studiums weder gelehrt noch eingehend geübt werden. Ausführliche gedankliche Auseinandersetzung mit einem Thema ist meist nicht notwendig, da das Auswendiglernen von – sicher notwendigen – Detailkenntnissen für den Studierenden eine längere Gedankenführung nicht erforderlich macht. Ein Gespräch erfordert jedoch Konzentration auf einen oder mehrere Gesichtspunkte auch über längere Zeit.

Bei genauerer Betrachtung wird offensichtlich, daß viele Probleme beim ärztlichen Handeln durch sprachliche »Mißverständnisse« entstehen. Dabei können bereits Kleinigkeiten oder scheinbare Nebensächlichkeiten zu weitreichenden zwischenmenschlichen Konflikten führen. Die Ursachen für diese Probleme sind vielfältiger Art, aber sie sind z. T. behebbar.

So kann man fragen, ob es einer spezifischen Begabung oder vielleicht jahrelanger Erfahrung bedarf, um im ärztlichen Gespräch den »richtigen Ton« zu treffen. Sicherlich ist der eine mehr, der andere minder verbal geschickt, doch letztlich kann jeder Arzt mit seinen Patienten gut kommunizieren, wenn er

➪   inhaltlich optimal vorbereitet ist und eine klare Gliederung für das Gespräch vor Augen hat,

➪   seine medizinisch-fachwissenschaftlichen Erklärungen auf eine dem einzelnen Patienten angepaßte Sprachebene transponiert,

➪   interessant und eindeutig zu formulieren weiß

➪   und nicht nur sprechen, sondern auch zuhören kann.

Dies alles sind weniger Fragen einer angeborenen Begabung als vielmehr Bestandteile einer erlernbaren Technik für die vom Arzt erwarteten Anamnese-, Visiten- und Aufklärungsgespräche.

Es erscheint dabei vielleicht bedenklich, ein so komplexes Geschehen wie das ärztliche Gespräch in schriftlicher Form erarbeiten zu wollen. Optimal wären stattdessen sicherlich Intensivkurse und praktische Lehrstunden am Patientenbett, z.B. mit Supervision durch Psychologen, Psychotherapeuten oder erfahrene Ärzte. Aber zum einen ist das Angebot, sich solche Techniken in Kursen anzueignen, sehr bescheiden bzw. gar nicht vorhanden. Zum anderen fehlen sowohl Unterrichtenden wie Unterrichteten häufig die notwendigen theoretischen Kenntnisse und praktischen Erfahrungen aus den für dieses Thema relevanten Gebieten Humanmedizin, Germanistik/Linguistik und auch Soziologie. Schließlich ist nach Vorlesungen oder Kursen eine Wiederholung und theoretische Vertiefung nicht so leicht möglich. Dieses Buch möchte deshalb versuchen, einige der oben beschriebenen Desiderate zu beheben, indem es

➪ Sprachtraining in Form von zusammenhängendem Sprechen mit Konzentration auf die entscheidende Thematik ermöglicht,

➪ Voraussetzungen für das Erlernen von »Strategien« für die Arzt-Patienten-Kommunikation schafft,

➪ dafür Gesprächsmodelle vorgibt,

➪ zusammenhängend darstellt, was in Kursen bisher nicht angeboten wird,

➪ Anregungen für ärztliches Sprechen im Alltag gibt für diejenigen, die nicht die Zeit haben, sich in die medizinische, soziologische und linguistische Fachliteratur einzuarbeiten,

➪ schließlich Mißverständnisse in der Kommunikation zwischen Arzt und Patient zu vermeiden und ein Vertrauensverhältnis aufzubauen hilft.

Der Leser soll durch die Kapitel 2 bis 8 in die Lage versetzt werden,

➪ die spezifischen Eigenarten von Anamnese-, Visiten- und Aufklärungsgesprächen zu unterscheiden sowie Berührungspunkte zu erkennen,

➪ die Sprache der wissenschaftlichen Medizin auf die Sprachebene des jeweiligen Patienten zu transponieren,

➪ durch dauernde Reflexion während des eigenen Sprechens die Wirkung seiner Worte beim Patienten zu kontrollieren,

➪ dem Patienten aktiv zuzuhören,

➪ sich bestimmte Hilfsmittel anzueignen, um dem Gespräch eine andere Richtung zu geben,

➪ aus ausweglosen und festgefahrenen Gesprächen herauszukommen,

➪ hilfreiche sprachliche Besonderheiten für die jeweilige Gesprächsart versiert zu beherrschen.

Bei der Niederschrift wurde in der Gewichtung der einzelnen Punkte und der Darstellungsart auch an Medizinstudenten gedacht. Die Lektüre wird dazu beitragen können, daß die während des Studiums notwendige Konzentration auf naturwissenschaftliche Details nicht zu sehr den Blick auf mitmenschliches ärztliches Sprechen einschränkt.

Spätestens im »Praktischen Jahr« und danach, als »Arzt im Praktikum«, wird man die Erfahrung machen, daß Defizite im verbalen Training des Arzt-Patienten-Gespräches bestehen, so daß auch zu diesem Zeitpunkt der Ausbildung eine Lektüre hilfreich sein sollte. Doch auch für erfahrene Assistenzärzte oder niedergelassene Kollegen dürfte die Beschäftigung mit diesem Thema neue Erkenntnisse bringen.

So ist also an alle genannten Abschnitte der ärztlichen Ausbildung und Berufstätigkeit gedacht worden.

Um die Lektüre zu erleichtern, werden hier noch einige notwendige Hinweise auf die Anlage des Buches gegeben:

Nach der Einleitung folgen ein kurzer allgemeiner Überblick zur Forschungslage verbunden mit einer kritischen Sichtung der bisher publizierten Ergebnisse zur Arzt-Patienten-Kommunikation. Die Erläuterung bestimmter Einzelheiten aus der Kommunikationsforschung dient dazu, das Arzt-Patienten-Gespräch als einen Dialog mit spezifischen Eigenschaften verständlich zu machen. Danach sind in den Kapiteln 3 bis 7 – parallel zum logischen und chronologischen Ablauf einer Arzt-Patienten-Kommunikation in der Klinik – die verschiedenen Gesprächsarten: Anamnese, Visite, Patientenaufklärung dargestellt. Unter dem Punkt 7.5 werden speziell diejenigen Aufklärungsgespräche behandelt, bei denen der Patient eine bösartige Erkrankung hat. Nach ähnlichem Modus kann allerdings auch bei allen anderen Aufklärungsgesprächen verfahren werden.

Jedes dieser Hauptkapitel bildet für sich eine geschlossene Einheit, so daß es möglich ist, sich nur mit diesem zu befassen, ohne auf die anderen Ausführungen zurückgreifen zu müssen. Es wird mit einer sehr komprimierten und z.T. nur stichwortartigen Zusammenfassung abgeschlossen.

Die beispielhaft abgedruckten Originalgespräche sind teils von Kollegen, teils vom Autor mit Patienten geführt worden.

Das umfangreiche Literaturverzeichnis kann für die weitere Beschäftigung mit dem Thema Anregungen geben.

Dem Autor sind sprachliche Unterschiede zur Markierung des Geschlechtes sehr wohl bewußt. Eine ausführliche Zusammenstellung der Forschungsergebnisse zur »Frauensprache und Männersprache« wurde von T. Haferlach, 1987, S. 5-13 gegeben. Um der Leserin und dem Leser jedoch die Lektüre zu erleichtern, wird im folgenden auf doppelte Formulierungen wie »Ärztin und Arzt, Patientinnen und Patienten« etc. verzichtet.

2. Das ärztliche Sprechen

Das Arzt-Patienten-Gespräch ist eine »institutionell geregelte Kommunikation«; unter »Institution« wird dabei nach Ehlich/Rehbein ein »gesellschaftlicher Teilbereich mit einer spezifischen Struktur« verstanden. Dieser weist bestimmte Verbindlichkeiten für die darin Handelnden auf, »das kommunikative Verhältnis von Arzt und Patient [wird] wesentlich mitbeeinflußt ... durch institutionelle Vorgaben, Handlungsrestriktion und Verpflichtungen, die sich aus dem Stationsbetrieb und dem klinischen Rahmen ergeben«.

2.1 Bisherige Forschungsergebnisse

Bei der Durchsicht der Forschungsliteratur zur Arzt-Patienten-Kommunikation stellt sich zunächst heraus, daß die Thematik meist unter spezielleren Aspekten, die von den jeweiligen Fachdisziplinen bestimmt sind, behandelt wurde. Das gilt z. B. für die Soziologie, die besonders auf die asymmetrische Struktur des Arzt-Patienten-Gesprächs hingewiesen und danach gefragt hat, was es von anderen Gesprächsanlässen unterscheidet. Die Linguistik hat Modelle für Gesprächsanalysen entwickelt und damit methodische Grundlagen auch für die Analyse von Arzt-Patienten-Gesprächen geschaffen. Die Autoren haben dabei zwar Arzt-Patienten-Gespräche untersucht, aus ihren Analysen jedoch fast nie Vorschläge für den klinischen Alltag bzw. für eine Verbesserung der Arzt-Patienten-Kommunikation abgeleitet. Diese Arbeiten zeichnen sich vielmehr häufig durch ein linguistisch-theoretisches Vorgehen aus, das das Material aus Visiten- und anderen Arzt-Patienten-Gesprächen zur Untermauerung einer linguistischen Theorie und nicht zur besseren Arzt-Patienten-Kommunikation in der Praxis nutzt; an hilfreichen Ratschlägen für den lernwilligen Arzt mangelt es so allzu oft.

Wegen dieser fehlenden Praxisrelevanz soll daher auf die Ergebnisse aus rein linguistisch orientierter Forschung hier nicht ausführlich eingegangen werden.

Im Vergleich mit den vielen Veröffentlichungen aus der Soziologie und Linguistik haben sich bisher nur wenige Mediziner ausführlich mit dem Thema der Arzt-Patienten-Kommunikation beschäftigt. Einige stellen dabei das Arzt-Patienten-Gespräch aus einem psychosomatischen Blickwinkel dar. Ihre wichtigen Ergebnisse werden in die folgenden Kapitel einfließen; da hier jedoch ärztliches Sprechen allgemein dargestellt werden soll, ist eine genauere Analyse des psychosomatisch-psychoanalytischen Gespräches nicht sinnvoll; eine vollständige Übernahme der psychosomomatischen Perspektive für die ärztliche Gesprächsführung würde außerdem die Kompetenz des Autors überfordern.

Ein neueres Buch stammt von dem Mediziner Geisler, der sich nach einer Einführung in die Kommunikationspsychologie und ärztliche Gesprächstechnik mit verschiedenen Gesprächssituationen zwischen Arzt und Patient befaßt. Er erweist sich dabei als exzellenter Kenner der bisherigen Forschungsliteratur. Wünschenswert wären aber darüberhinaus gerade für den bisher noch im Gespräch mit dem Patienten ungeübten Arzt praktische Beispiele. Gerade in bezug auf den wichtigen Gesprächinhalt und -aufbau bei Anamnese, Visite und Patientenaufklärung, die m. E. die Basis einer soliden Arzt-Patienten-Kommunikation darstellen müssen, fehlen bei Geisler praxisrelevante Hilfestellungen. Dies soll nicht die wichtigen Aussagen des Buches schmälern: Geislers Analyse des status quo der Arzt-Patienten-Kommunikation ist zutreffend; gerade auch für außergewöhnlich schwierige Gespräche, wie z. B. mit suizidalen Patienten, Aphasikern oder mit Sterbenden, sind seine Ausführungen für den Arzt hilfreich.

Aufgrund der hier kurz umrissenen Forschungssituation soll auf einen regelrechten Forschungsüberblick verzichtet werden; der interessierte Leser sei auf das Literaturverzeichnis verwiesen.

Wohl aber soll ein Überblick darüber gegeben werden, was an praxis-relevanten Ergebnissen zu der Thematik des Arzt-Patienten-Gespräches im einzelnen vorliegt. Eine eindeutige Trennung der einzelnen Forschungsansätze bzw. -zielsetzungen wird im Interesse einer kurzen Übersicht nicht vorgenommen, zumal für den Leser dabei nicht speziell der jeweilige Forschungsschwerpunkt oder die Methode der Auswertung von Interesse ist. Auch geht es nicht primär darum, die veröffentlichten Ergebnisse zu kritisieren. Vielmehr müssen bestimmte für das Arzt-Patienten-Gespräch beobachtete, z. T. statistisch belegte Kriterien dargestellt werden. Sie scheinen dem Autor am ehesten geeignet zu sein, den Leser in die behandelte Materie einzuführen, ihm einen Eindruck von dem bisherigen Erkenntnisstand zu vermitteln und dabei zugleich sein Bewußtsein dafür zu schärfen, worin die Problematik besteht und wo die Defizite liegen, die diese Arbeit abbauen helfen will.

2.2 Die asymmetrische Gesprächsstruktur

Man kann Gespräche zwischen einem Arzt und seinem Patienten – soziologisch genauer – als asymmetrische Kommunikation bezeichnen. Dies läßt sich empirisch durch mehrere Beobachtungen belegen:

➪   Der Patient kommt in bestimmten Phasen des Gespräches nicht zu Wort; den überwiegenden Redeanteil bestreitet der Arzt.

➪   Der Patient wird häufig nur als Adressat oder als Sprecher in reaktiver Position in das Gespräch einbezogen.

➪   Initiativen des Patienten sind selten und scheitern zumeist; dies geschieht u. a. auch deshalb, weil der Arzt den Patienten häufiger unterbricht als dieser den Arzt.

Solche Beobachtungen können durch die wichtigen Ergebnisse einer Untersuchung von Siegrist zur »asymmetrischen Kommunikation bei klinischen Visiten« ergänzt werden. Er konnte bei Stationsarztvisiten mit potentiell belastenden Situationen (der Patient erbittet z. B. Auskunft über seine Diagnose, Therapie oder Prognose) vier Reaktionstypen asymmetrischer Verbalhandlungen nachweisen.

Folgende Beispiele sollen verdeutlichen, wie der Arzt im Sinne bewußt oder unbewußt eingeseter asymmetrischer Kommunikation reagieren kann, um eine eindeutige Antwort gegenüber einer Frage des Patienten zu vermeiden:

1. *Er beachtet die Frage des Patienten nicht:*
   P.: »Herr Doktor, haben Sie schon ein Ergebnis von meiner Magenröntgenuntersuchung bekommen?«
   A.: »Na, da müssen wir noch einmal sehen.«

2. *Er wechselt das Thema oder den Adressaten:*
   P.: (wie unter 1)
   A.: »Ach ja, Schwester, da müssen wir noch die Röntgenbilder besorgen.«

3. *Er gibt einen Beziehungskommentar, indem er scheinbar auf die Frage eingeht, einer direkten Antwort aber ausweicht, indem er diese auf eine andere inhaltliche Ebene bzw. Kompetenz verschiebt:*
   P.: (wie unter 1)
   A.: »Das ist immer sehr schwierig, aus so einer Röntgenuntersuchung eine sichere Aussage zu machen, da tun sich die Radiologen manchmal sehr schwer.«

4. *Er weist auf seine funktionale Unsicherheit hin:*
   P.: (wie unter 1)
   A.: »Ja, da muß ich erst, wenn wir alles zusammenhaben, noch einmal nachlesen, und am Ende muß das auch der Oberarzt entscheiden.«

Siegrist konnte in seiner Untersuchung zeigen, daß bei schwerkranken Patienten die Ärzte statistisch signifikant häufiger mit einer asymmetrischen Reaktion antworten als bei prognostisch günstigen Patienten (92% gegenüber 36%, $p < 0,001$). Dabei fanden sich bei psychosomatisch/psychotherapeutisch ausgebildeten Ärzten weniger asymmetrische Verbalhandlungen als bei den traditionell ausgebildeten Internisten (55% versus 92%, $p < 0,001$). Am häufigsten verwendeten Ärzte die Varianten zwei und vier.

⇨ Etwa 80% aller Initiativen im Arzt-Patienten-Gespräch gehen von den Ärzten aus. Diese Zahl läßt sich auch bei einer weiter differenzierenden Untersuchung des unterschiedlichen Gesprächsverhaltens von Patientinnen und Patienten in der ärztlichen Visite verifizieren.

⇨ Die Ärzte unterbrechen die Patienten im Gespräch etwa 2- bis 4mal häufiger als umgekehrt.

⇨ In einer randomisierten Untersuchung bei Allgemeinärzten wählten die Ärzte entweder einen direktiven Stil (»Sie leiden an einer Krankheit, die ... heißt!« / »Es ist sehr wichtig, daß Sie dieses Medikament einnehmen!« / »Kommen Sie in einer Woche wieder vorbei!«) oder einen partnerschaftlichen Gesprächsstil (»Was meinen Sie, fehlt Ihnen?« / »Dieses Medikament kann Ihnen helfen, wollen Sie es einnehmen?« / »Wann wollen Sie wiederkommen?«). Unter den Patienten, die mit einem direktiv führenden Arzt gesprochen hatten, fanden sich signifikant mehr, die sich ausgezeichnet beraten und verstanden fühlten. Dies galt gleich nach dem Besuch ebenso wie auch noch eine Woche später. Besonders Patienten mit akuten Erkrankungen, solche, die selten einen Arzt aufsuchten oder nur ein Rezept erhielten, zogen den klar führenden Arzt vor. Keine Unterschiede bei den beiden Gesprächsstilen ließen sich allerdings bei Patienten mit chronischen oder psychischen Leiden nachweisen (Savage).

2.3 Das Visitengespräch

Das Visitengespräch ist für alle Patienten im Krankenhaus die wichtigste, für viele die einzige Möglichkeit, mit dem Arzt zu sprechen. Sie erwarten u.a. darin Auskunft zu bisherigen Untersuchungen ebenso wie Aufklärung zur weiteren Therapie und Prognose.

Verschiedene Analysen von klinischen Visiten liegen vor; ihre wichtigen Ergebnisse sollen stichwortartig referiert werden. Dabei wird auch mehrfach auf eine unveröffentlichte Untersuchung des Autors aus dem Jahre 1987 zurückgegriffen, die sich ausführlich mit dem unterschiedlichen

»Gesprächsverhalten von Patientinnen und Patienten in der ärztlichen Visite« beschäftigt hat.

2.3.1 Redezeit

▷   Visiten dauern im Durchschnitt etwa 3–4 Minuten pro Patient. Diese Zeit wird zu 50–60% vom Arzt bestritten, 10% entfallen auf andere Teammitglieder. Bei traditionellen Visiten (ohne Trennung von Kurven- und Patientenvisite, s. Kap. 4.2.1) nimmt zusätzlich das Gespräch der Teammitglieder (Ärzte, Schwestern etc.) untereinander über den Patienten einen großen Teil der Zeit ein. Es werden nur ca. 40–60 Sekunden (30%) dem direkten Dialog zwischen Arzt und Patient gewidmet. Visiten auf psychosomatischen Stationen dauern deutlich länger, im Mittel 6,5 Minuten.

▷   Trennt man in der Visite klar zwischen einer »Vorbesprechung des Teams vor dem Krankenzimmer, Arzt-Patient-Kontakt am Krankenbett und Nachbesprechung wiederum vor dem Zimmer«, so zeigt eine quantitative Analyse bei psychosomatischen Visiten, daß 97% der »Verbalaktivität« am Bett des Kranken zwischen Arzt und Patient ausgetauscht werden.

▷   Mit zunehmender Berufserfahrung des Arztes nimmt die Visitendauer ab. Werden Patienten wegen einer Krankheit mehrfach behandelt, wird die Visite entsprechend kürzer.

▷   Je kürzer ein Arzt, durch eine schnelle Rotation in einer Klinik bedingt, einen Patienten betreut, umso häufiger werden asymmetrische Kommunikationshandlungen bei der Visite verwendet (s. Kap. 2.2 und 4.1).

▷   Die vom Patienten geschätzte und die objektive Dauer einer Visite ist sehr unterschiedlich: Die Patienten überschätzen sich um einen Faktor 1,9–3,5. Dies läßt sich möglicherweise durch den hohen Bedeutungsgehalt der Visitenzeit für den Patienten erklären.

▷   Bei einem Versuch wurde für den Arzt die Visitenzeit auf genau drei Minuten pro Patient begrenzt. Die Ärzte führten dabei (vorher festgelegt) entweder das Gespräch mit dem Patienten in üblicher Weise: sie standen neben dem Bett, oder: sie setzten sich zur Visite an den Bettrand. Alle Patienten überschätzten die Visitendauer; diejenigen jedoch, bei denen sich der Arzt hingesetzt hatte, nahmen alle mindestens 10 Minuten an (Kübler-Ross, 1976).

⇨   Visiten sind statistisch gesehen hoch signifikant kürzer, wenn dem Patienten die Prognose seiner Erkrankung nicht bekannt ist.

⇨   Bei krankenhauserfahrenen Patienten mit mehr als 3 vorherigen Krankenhausaufenthalten wurden eine signifikant längere Patientenredezeit festgestellt.

⇨   Betrachtet man mit einem Ratingsystem das »Selbstbewußtsein der Patienten«, so korreliert dies positiv mit seiner Redezeit; jüngere und weibliche Patienten waren selbstbewußter als männliche und ältere.

2.3.2   Fragen im Visitengespräch

Ein wichtiger Schwerpunkt speziell der linguistischen Forschung war bisher das Frageverhalten von Arzt und Patient. Dabei wurden nicht nur Anamnesen, sondern auch Visitengespräche untersucht. Es ergeben sich interessante Fakten, die besonders die asymmetrische Gesprächssituation deutlich machen.

⇨   Der Patient kann im Mittel nur eine einzige Frage pro Visite plazieren.

⇨   Der Patient fühlt sich durch seine Krankheit und die dadurch verursachte Angst bedroht; er hat deshalb keinen Mut, nach Informationen zu fragen.

⇨   In einem typischen Visitengespräch finden sich zwischen 6 und 11 Arztfragen.

⇨ Die Fragen der Ärzte bei einer Visite sind 54% direkte Fragen (»Haben Sie weiterhin Schmerzen?«), 27% Suggestivfragen (»Sie haben doch sicher ihre Medikamente eingenommen?«), 18% offene Fragen (»Was machen die Beschwerden?«) und nur 1% Katalogfragen (»Haben Sie die Schmerzen vor oder nach dem Essen oder ganz unabhängig davon?«). Die Ärzte verwenden bei ihren Fragen also meist solche, die die Antwortmöglichkeiten des Patienten stark einschränken.

⇨ Je mehr offene Fragen der Arzt während einer Viste stellt, umso länger ist die Patientenredezeit.

⇨ Der Arzt kann bewußt und durch die institutionelle Situation erlaubt das Thema wechseln, indem er eine neu ausgerichtete Informationsfrage stellt (»Was macht der Stuhlgang?«).

⇨ Männliche Patienten stellen während einer Visite signifikant mehr Fragen an den Arzt als Patientinnen; die Ärzte richten mehr offene Fragen an Frauen als an Männer.

⇨ Versucht ein Patient, im Gespräch in längerem Zusammenhang zu erzählen, reagieren Ärzte häufig mit Minimalreaktionen (»Hmm, ach ja«) und anderen Verhaltensweisen (Blättern in der Patientenakte). Dies veranlaßt den Patienten zu schweigen oder führt – was vom Arzt intendiert ist – das Gespräch in einen »Berichtstil« mit kurzem Wechsel von Frage und Antwort über. Dabei fanden sich bei genauerer Analyse die meisten Minimalreaktionen bei Patientinnen im Gespräch mit dem Arzt (55 : 26), wohingegen bei Patienten und dem Arzt das Verhältnis ausgeglichen war (36 : 37).

⇨ Bei Patienten finden sich im Visitengespräch viel häufiger als bei Ärzten ängstliche oder aggressive Affekte, bei den »Arztaffekten« handelt es sich meist um aufgegriffene Patientenaffekte.

2.3.3   Möglichkeiten des Patienten, zu Wort zu kommen

Aus dem bisher Gesagten wird deutlich, daß das Arzt-Patienten-Gespräch fast vollständig vom Gesprächsverhalten des Arztes bestimmt wird. Die

Patienten reagieren zumeist nur auf die Gesprächsanstöße und Themen-
vorgaben des Arztes. Bliesener zeigt zwei Möglichkeiten auf, wie man auch
als Patient in der Visite zu Wort kommen kann:

⇨ Der Patient muß sich dem Gesprächsverlauf anpassen und eine
   günstige Redegelegenheit abwarten (Plazierung):
   A: »Dann sind wir uns jetzt einig mit dem Entlassungstermin, nicht
   wahr?«
   P: Ja, Herr Doktor, das ist schon klar, obwohl ich gern noch vorher einige Fragen besprochen hätte, wie das zu Hause dann weitergehen soll.«

⇨ Der Patient kann sich durch eine vorbereitende Äußerung selbst
   Rederecht verschaffen (Lancierung):
   A: »Ich glaube, dann können wir das Digitalis doch noch etwas
   erhöhen, Schwester.«
   Schw.: »Also ab Morgen dann erst einmal zwei Tabletten pro
   Tag?«
   A: »Ja, bis zur nächsten Blutentnahme am Freitag.«
   P: »Danach wollte ich fragen.«
   A: »Wie bitte, Herr XY?«
   P: Danach wollte ich sowieso noch fragen, wie das ist mit der Ent-
   lassung, ich dachte, ich sollte am Wochenende..?«

Die Beispiele verdeutlichen, daß vom Patienten sehr geschicktes und konzentriertes Agieren gefordert ist, will er in der Visite die ihn interessierenden Fragen – vielleicht entgegen der Intention des Arztes – diskutiert sehen.

2.4 Verbleibende Defizite für den Patienten

Aus diesen hier wiedergegebenen Forschungsergebnissen anderer Autoren und eigenen Daten wird deutlich, daß das Arzt-Patienten-Gespräch in seiner bisherigen Struktur für den Patienten viele Probleme beinhaltet.

⇨ 11–65% aller Patienten geben – in verschiedenen Untersuchungen – an, unzufrieden mit der Kommunikation zwischen ihnen und ihrem Arzt zu sein.

⇨ Pro Einzelvisite verwenden Ärzte im Schnitt drei Fachtermini, ohne diese in einer für den Patienten verständlichen Sprache zu erklären.

⇨ In einer inhaltsanalytischen Studie konnte gezeigt werden, daß der Patient über 40% der für ihn relevanten Krankheitsinformationen aus den Gesprächsanteilen entnehmen muß, in denen er weder als Sprecher noch als Adressat beteiligt ist. Er ist also darauf angewiesen, seine Informationen aus den Gesprächen der Teammitglieder untereinander zu extrahieren; die Terminologie ist dabei nicht auf den Patienten zugeschnitten. In den verbleibenden 60% der Zeit werden die Gesprächsthemen in mehr als zwei Drittel der Fälle durch den Arzt bestimmt. So verbleiben letztlich nur ca. 20% Informationsanteile, die sich direkt auf vom Patienten gewünschte Einzelheiten beziehen (Begemann-Deppe).

⇨ Etwa 50% der vom Arzt im Gespräch mit dem Patienten gegebenen Anweisungen werden von diesem hinterher vergessen; die meisten Details sind gleich nach dem Gespräch schon nicht mehr reproduzierbar, je mehr Informationen gegeben werden, umso mehr wird – prozentual gesehen – auch vergessen.

⇨ 30–57,5% der ärztlichen Anordnungen werden zu Hause von den Patienten nicht befolgt.

Die späteren Ausführungen sollen dem Arzt Hilfestellung anbieten, diese Defizite für den Patienten zu reduzieren. Dazu gehört an erster Stelle eine versierte Patientenaufklärung.

2.5 Aufklärung des Patienten

Zur Patientenaufklärung liegen bisher nur sehr wenige Untersuchungen vor, die ebenso wie die Ergebnisse zum Visitengespräch Desiderate offenbaren.

⇨ 1972 waren 37% der Ärzte bei einer Befragung der Meinung, daß es gut sei, wenn der Patient die therapeutischen und diagnostischen Maßnahmen seines Arztes nicht ganz durchschaut.

⇨ Ärzte waren bereit, in 30% der Fälle dem Patienten die vollständige Diagnose mitzuteilen; in nur 10% jedoch wollten sie – im nächsten Schritt – auch über die Prognose sprechen.

⇨ 70–90% der Patienten, die durch ihren Arzt nicht aufgeklärt wurden, erfuhren innerhalb weniger Monate nach der Diagnosestellung über Dritte ihre Diagnose.

⇨ 222 Patienten wurden zur Aufklärung durch ihren Arzt befragt: 8% wünschten keine besondere Aufklärung über die Risiken von Untersuchungen und Behandlungen, 49% wollten über die häufigsten und wesentlichen Risiken aufgeklärt sein und 43% wünschten, von allen denkbaren Möglichkeiten auftretender Risiken zu erfahren. Dabei gaben 88% an, sie wären ruhiger, wenn sie vorher über die Gefahren Bescheid wüßten, nur 12% befürchteten, mehr Angst zu bekommen. Auf die theoretische Situation, an einer unheilbaren Erkrankung zu leiden, wollten 3% keine weitere Aufklärung, 35% möchten hören, daß es ernst zu nehmen, vermutlich aber zu heilen sei, und 62% würden am liebsten die ungeschminkte Wahrheit erfahren (Demling).

⇨ In einer Untersuchung mit 100 krebskranken Patienten meinten 89%, sie wollten eine volle Aufklärung über ihre Erkrankung, 94% waren zusätzlich der Annahme, daß sie dann auch besser gegen den Krebs ankämpfen könnten. Bei einer Kontrollgruppe mit 740 gesunden Befragten wünschten sogar 98,5% – sollten sie an einer bösartigen Krankheit leiden – eine vollständige Aufklärung (Köhle, 1990).

⇨ Der Arzt sollte wissen, daß sich etwa 50% der Patienten mit Sorgen oder der Bitte um weiteren Rat nicht aktiv von sich aus an ihn wenden werden.

➪ Postoperative Komplikationen sind bei Patienten, die vor ihrer Operation gründlich aufgeklärt wurden, statistisch signifikant seltener als bei den Patienten, die in Ungewißheit belassen wurden; der postoperative Verbrauch von Analgetika und Narkotika ist in der »aufgeklärten Gruppe« um fast 50% geringer.

➪ In einer interessanten Untersuchung wurden Einflüsse und Auswirkungen präoperativer Aufklärungsgespräche vor Herz- und Gefäßoperationen unter psychologischen Aspekten erfaßt. Dabei konnte gezeigt werden, daß aus Sicht des Patienten das Gespräch mit dem Arzt mehr psychologische als informative Bedeutung hatte. Für den Kranken steht ein positives Erleben der Arzt-Patient-Beziehung im Vordergrund; dieser direkte Kontakt während des Gespräches vermittelt psychische Stabilität, die dann eine Angstbewältigung präoperativ ermöglicht (Träger).

➪ Die Annahme, daß durch eine vollständige Aufklärung bei Patienten mit malignen Erkrankungen die Suizidrate steige, ist falsch. Nur bei offener Kommunikation, die 95% aller Patienten wünschten, ist das Risiko einer suizidalen Handlung des Kranken für den betreuenden Arzt abschätzbar.

2.6   Zusammenfassung

Das Arzt-Patienten-Gespräch stellt eine asymmetrische Gesprächssituation dar, die viele Probleme beinhaltet. Die hier schlagwortartig wiedergegebenen Daten aus Untersuchungen zum Arzt-Patienten-Dialog und die eigenen Ergebnisse belegen klar, daß

➪   die täglichen Gespräche zwischen Arzt und Patient sehr kurz sind,

➪   die meiste Zeit der Arzt spricht,

➪   fast immer der Arzt fragt und der Patient antwortet,

➪   es für den Arzt verschiedene Möglichkeiten gibt, um dem Patienten auf dessen Fragen Informationen vorzuenthalten,

➪   Patienten mehr Aufklärung wünschen,

➪   Patienten viele Anordnungen des Arztes mißverstehen.

Deshalb finden viele Patienten die Kommunikation mit ihrem Arzt unbefriedigend. Dies ist sicher auch auf eine technisierte und auf Labordaten fixierte Medizin zurückzuführen. Durch die hier kurz dargestellten Ergebnisse werden Defizite in der heutigen Arzt-Patienten-Kommunikation deutlich. Für patientenzentriertes und verantwortungsvolles Handeln muß deshalb zukünftig gelten: Der Arzt muß

⇨ richtig fragen,

⇨ lernen, aktiv zuzuhören,

⇨ üben, sein medizinisches Wissen dem Patienten verständlich zu vermitteln,

⇨ bestimmte Regeln der Gesprächsführung einhalten, aber auch flexibel in jeder neuen Situation reagieren können,

⇨ sich bemühen, ein mehr partnerschaftliches Verhältnis zu seinen Patienten aufzubauen,

⇨ lernen abzuschätzen, ob der Patient ihn verstanden hat.

Nachdem so die Mängel benannt und die Abhilfe schaffenden Ziele angegeben sind, ist es im folgenden die Aufgabe, praktische Hilfestellungen – auch unter linguistischen Gesichtspunkten – für eine Verbesserung der Anamnese, des Visitengespräches und der Patientenaufklärung zu geben.

3. Die Anamnese

»Zuerst gehe ich davon aus, die Fragen an den Kranken selbst zu richten; denn daraus kann man erfahren, wieweit der Patient geistig krank oder gesund ist, ferner seine Kraft und Schwäche, schließlich, an welcher Art von Krankheit und an welcher Stelle (des Körpers) er leidet.«

(Rufus von Ephesos, um 100 n. Chr.)

3.1 Voraussetzungen, Fragearten und -bereiche

Patienten, die in einem Krankenhaus aufgenommen werden oder sich bei ihrem Hausarzt vorstellen, werden »ausgefragt«. Da der Patient sich im allgemeinen nicht freiwillig, sondern wegen bestimmter Beschwerden eingefunden hat, muß der Arzt versuchen, die Gründe für die Probleme des Patienten zu erfahren. Im medizinischen Alltag spricht man in bezug auf diesen Frage- und Antwort-Dialog davon, daß der Arzt die Anamnese erhebt. Dieses Wort leitet sich vom Griechischen »anámnesis« her und meint wörtlich übersetzt »Erinnerung«. Hierbei ist natürlich die Erinnerung des Patienten/Kranken gemeint, speziell diejenige an frühere Erkrankungen und an die Ereignisse, die zur jetzigen Vorstellung geführt haben. Bis zu 80% aller Diagnosen lassen sich – bei guter Anamnesetechnik – allein aufgrund einer ausführlichen Anamnese stellen.

Es wird dem Arzt nur dann gelingen, eine informative Anamnese zu erheben, wenn er einerseits einem klar konzipierten Anamneseschema folgt und andererseits im jeweiligen Augenblick flexibel auf besonders wichtige Aspekte reagiert; nur dann kann er die entscheidende Funktion der Anamnese für die spätere Diagnose und Therapie ausschöpfen. So bewegt sich jede auch noch so kurze Anamnese zwischen den beiden Polen eines eingefahrenen Rituals mit vorgegebenem Muster und einem flexiblen Gespräch voller Überraschungen und unerwarteter Erkenntnisse.

Für den ärztlichen Alltag ist entscheidend, daß man bei der Anamnese

➪   eine akzeptable Zeitspanne einhalten kann,

➪   alle zum Verständnis dieses Patienten, seiner Erkrankung und seiner Umwelt notwendigen Informationen, die sich erfragen lassen, auch tatsächlich erfährt,

➪   dabei dem Patienten eine positive Wertschätzung und emotionale Wärme vermittelt,

➪   in der Arzt-»Rolle« Authentizität ausstrahlt,

➪   in der täglichen Routine nicht seine Aufmerksamkeit verliert und deshalb den persönlichen Kontakt zum Patienten nicht aufbauen kann.

Das folgende Kapitel soll deshalb dem Arzt helfen,

➪   seine Anamnesetechnik zu verbessern,

➪   die informative »Ausbeute« aus dem Anamnesegespräch durch verbesserte Fragetechnik zu erhöhen,

➪   schon die Anamnese als ein Gespräch mit therapeutischen Elementen zu verstehen

➪   und so die emotionale Basis für die weitere Arzt-Patienten-Beziehung zu schaffen.

Der Arzt benötigt dafür zunächst ein festes, ritualisiertes Schema, nach dem er in der Anamneseerhebung vorgehen kann. Es ist dabei nicht das Ziel dieses Kapitels, Anregungen für extrem spezialisierte Befragungen des Patienten z. B. bei Berufskrankheiten zu geben. Ebensowenig steht im folgenden die beste Technik der körperlichen Untersuchung, die sich meist dem Gesprächsteil einer Anamnese anschließt, im Mittelpunkt. Es geht vielmehr darum, bestimmte Prinzipien zur Anamneseerhebung darzustellen und praktische Anregungen zur Gesprächsführung beim ersten Kontakt zwischen Arzt und Patient zu vermitteln.

Zur äußeren Situation der Anamneseerhebung und zur Vorbereitung sind folgende Aspekte wichtig:

➪ Sucht der Patient den Arzt »freiwillig« auf oder wurde er diesem von einem anderen Kollegen zugewiesen?

➪ Untersucht gerade dieser Arzt – z. B. in der Klinik – den Patienten »zufällig« oder besteht eine bestimmte Präferenz/Affinität?

➪ Es empfiehlt sich, alle bereits vorhandenen Informationen (Einweisung, alte Akten etc.) vorher einzusehen. Dabei dürfen vorherige Diagnosen nicht kritiklos übernommen werden.

➪ Es muß für den Arzt ausreichend Zeit zur Verfügung stehen. So sind sicher wenigstens30 Minuten einzuplanen.

➪ Es sollte dringend darauf geachtet werden, eine Anamnese nicht in Anwesenheit anderer Patienten zu erheben.

➪ Es ist für das Gespräch nicht unbedingt nötig, daß der Patient bereits entkleidet im Bett liegt. Dies verschärft die asymmetrische Gesprächssituation.

➪ Der Arzt muß am Beginn des Gespräches rasch die Sprachbeherrschung, die Denk- und Konzentrationsfähigkeit sowie den Bildungsgrad und die Kontaktfähigkeit des Patienten einschätzen können.

➪ Der Arzt sollte höchstens einige Daten oder Zahlen auf dem Anamnesebogen oder einem gesonderten Zettel vermerken, ansonsten aber nicht den Gesprächskontakt zum Patienten durch penibles Mitschreiben unterbrechen.

Besondere Bedeutung kommt in diesem Zusammenhang dem Umstand zu, daß die tatsächliche diagnostische Auswertung der Anamnese im Kopf des Arztes erfolgt. So ist also ein trainiertes Gedächtnis für ein Anamnesegespräch unabdingbare Voraussetzung.

Es ist dabei nicht der Sinn der Anamnese, daß der Arzt sein medizinisches Wissen zur Schau stellt. Gleichwohl kann er durch gezielte Fragen dem Patienten deutlich machen, daß für dessen Probleme eine fachliche Kompetenz vorhanden ist.

Schon in der Anamnese muß der Arzt seine Fähigkeit, zuhören zu können, unter Beweis stellen (siehe auch Kapitel 5.5). Ein offenes und informatives

Antwortverhalten des Patienten ist nur dann zu erwarten, wenn auch der Arzt seine Fragen und Kommentare freundlich zugewandt und unzweideutig vorbringt. Da für den Patienten ein Anamnesegespräch zumeist sehr viel anstrengender und emotional belastender ist als für den Arzt, muß dieser gerade auch die non-verbalen Reaktionen des Patienten genau registrieren, um dem Gespräch ggfs. eine andere Richtung geben zu können. Diese vom Patienten ausgehenden Botschaften werden nur dann bemerkt, wenn man als Arzt die eigentliche, verbale Anamneseerhebung sicher beherrscht.

Man sollte sich dazu zwingen, den Patienten nicht durch voreilige Fragen zu unterbrechen, da dadurch wichtige Informationen unterdrückt werden und durch die verfrüht gestellte Frage schon eine gewisse Richtung der Diagnosefindung falsch vorgebahnt werden kann.

Dabei ist der Weg der Diagnosefindung auch von der geistigen Präsenz des Patienten abhängig. So kann ein intelligenter Patient sehr wohl durch eine klare und vorstrukturierte Schilderung seiner Beschwerden fast »im Alleingang« die Diagnose erstellen helfen; bei verbal weniger geschickten Patienten bedarf es zur Erlangung brauchbarer Antworten jedoch viel Geduld und Unterstützung durch den Arzt. Ein freies Sprechen des Patienten kann einen ersten Eindruck vermitteln, ob die Beschwerden maßlos übertrieben oder im Gegenteil bewußt verharmlost dargestellt werden.

In jedem Einzelfall sollten die vom Patienten verwendeten medizinischen Fachtermini vom Arzt auf das tatsächlich dafür vorliegende Verständnis hinterfragt werden.

Die Anamnese kann dadurch zum Problem werden, daß einige Patienten sie als willkommene Gelegenheit benutzen, um ihre Lebensgeschichte auszubreiten. Dabei gehen sie wohl davon aus, daß der Arzt ja Kraft seines Amtes zum Zuhören und nachfolgenden Schweigen verpflichtet ist, und erschweren durch gewolltes oder ungewolltes Abschweifen eine übersichtliche Problemerörterung. In solchen Fällen muß der Arzt mit einer klar und präzise formulierten Frage versuchen, das Thema erneut anzugehen und ggfs. den Patienten bitten, zunächst auf die gestellten Fragen einzugehen. Die dadurch mögliche Irritation des Patienten kann durch freundliches weiteres Zuhören aufgefangen werden.

Es ist weiterhin zu berücksichtigen, daß die Erinnerung des Patienten an wichtige Details seiner Vorgeschichte durch die Erkrankung, sein Alter und vor allem durch die angstauslösende Gesprächssituation eingeschränkt sein kann. Deshalb sind zu besonders wichtigen Aspekten mehrere ähnlich gestellte Fragen notwendig, um dem Patienten doch noch einen bestimmten Umstand ins Gedächtnis zurückzurufen.

Aus linguistischer Sicht sind zum Anamnesegespräch und speziell zur Fragetechnik einige Aspekte beizutragen. Wichtig ist bei der Erhebung der Anamnese natürlich, daß der Arzt zunächst alle ihn interessierenden Fragen stellt und erst dann für sich eine Diagnosehypothese entwickelt. Die Fragen müssen klar und einfach gestellt werden. Erfolgt eine suffiziente Antwort, darf die Frage nicht aufgrund eigener Unkonzentriertheit später wiederholt werden. Man kann dabei linguistisch zunächst ganz allgemein zwei Fragentypen unterscheiden (nach Conrad):

⇨   offene Fragen,
⇨   geschlossene Fragen.

Auf eine offene Frage wird in Form einer Darlegung oder Beschreibung geantwortet, die eine nicht genau abgrenzbare Zahl von Sätzen umfaßt. Offene Fragen geben dem Patienten somit Spielraum für Inhalt und Struktur der Antwort und lassen die vom Arzt vermutete Antwortmöglichkeit nicht erkennen; eine längere »Zusammenhangsantwort« ist meist erforderlich. Eine einleitende offene Frage wäre z.B.:

>   »Welche Probleme führen Sie zu mir?«
>   »Haben Sie irgendwelche Beschwerden?«

Viele der offenen Fragen sind dabei genauer einzuordnen als sogenannte

⇨   Ergänzungsfragen, die beginnen mit: Welcher, was für ein, wer, was, wie, wo, woher, wohin, wann, warum, wieviel etc.:

>   »Was belastet Sie momentan am meisten?«
>   »Wo tat es zuerst weh?«

Es ist offensichtlich, daß bestimmte Ergänzungsfragen den Antwortspielraum des Patienten sehr einschränken, so daß sie – obwohl offene Fragen – nur kurze Repliken gestatten und wie geschlossene Fragen funktionieren (s. Seite 25).

Von den offenen Fragen lassen sich als geschlossene Fragen unterscheiden:

⇨   disjunktive Fragen: Bei ihnen schließt eine die andere Antwort aus; auch geben disjunktive Fragen im Gegensatz zu den Ergänzungsfragen eine bestimmte Anzahl feststehender Antworten vor. Dabei lassen sich zwei verschiedene Arten von disjunktiven Fragen feststellen:

⇨   Alternativfrage: »Haben Sie den Blutdruck immer vor oder nach körperlicher Belastung gemessen?« »Traten die Probleme tagsüber oder aus dem Schlaf heraus auf?«

⇨   Entscheidungsfrage: »Haben Sie Ihre Medikamente regelmäßig eingenommen?« »Sind Sie zum ersten Mal mit diesen Beschwerden beim Arzt?«

Auch bei den Entscheidungsfragen sind nun wiederum zwei verschiedene Möglichkeiten zu unterscheiden:

⇨   neutrale Entscheidungsfragen: »Geht es Ihnen jetzt schon wieder besser?« »Sind die Beschwerden nach der Spritze rückläufig?«

⇨   Entscheidungsfragen mit unterschiedlicher Antworterwartung.

Bei diesen finden sich die beiden Möglichkeiten:

⇨   präsumptive (eine Vermutung ausdrückende) Fragen: »Sie wissen doch, weshalb Sie dieses Medikament einnehmen müssen?« »Es ist ihnen bekannt, daß es bei zu hohem Blutzucker zu Sehstörungen kommen kann?«

⇨   dubitative (zweifelnde) Fragen: »Wissen Sie nicht, daß Rauchen schädlich ist?« »Glauben Sie auch, daß Ihnen diese Tabletten geschadet haben?«

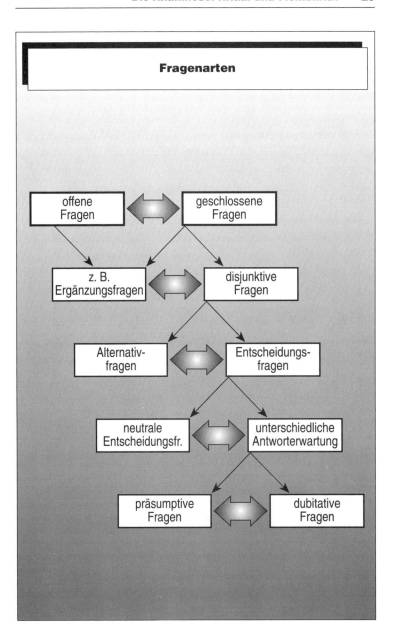

Fragenarten

Zur einfacheren Orientierung soll das Schema auf Seite 25 dienen.

Aus dieser sehr genauen theoretisch-linguistischen Untergliederung verschiedener Fragetypen kann in bezug auf unser Thema für die Praxis der Gesprächsführung folgendes abgeleitet werden:

Am Anfang einer Anamnese wird üblicherweise eine offene Frage gestellt. Diese gibt dem Patienten die Möglichkeit, die ihn belastenden Probleme im Zusammenhang darzustellen. Da der Arzt jedoch dann versuchen muß, möglichst viele ihn interessierende Details einzeln zu erfragen, folgt eine Vielzahl von Ergänzungsfragen. Dies ist speziell im Teil ›Frühere Anamnese und vegetativ-somatische Anamnese‹ (s. 3.3 und 3.4) der Fall. Ergänzungsfragen sind aufgrund ihrer einfachen grammatikalischen Struktur für den Gefragten meist leicht zu verstehen und erfordern üblicherweise kurze Antworten. Dadurch erbringen sie klare Fakten. Verwendet man dabei allerdings viele Alternativfragen, wird durch die jeweils vorgegebenen zwei oder mehr Antwortmöglichkeiten (Katalogfragen) der Antwortspielraum für den Patienten zu sehr eingeengt. Auch bergen Alternativfragen die Gefahr in sich, daß der Patient sich möglicherweise diejenige Antwort aussucht, die nach seinem Gefühl dem Arzt willkommener sein müßte. Alternativfragen sollten also dann nicht verwendet werden, wenn man auf eigene Wertungen und Eindrücke des Patienten angewiesen ist. Präsumptive und dubitative Fragen werden in der Anamnesesituation weniger verwendet. Es ist mit diesen allerdings gut möglich, einen gewissen Eindruck von der geistigen Präsenz des Patienten zu erhalten.

Zu beachten ist weiterhin, daß in der Gruppe der Ergänzungsfragen WARUM-Fragen im Patienten unerwartete Reaktionen hervorrufen können, da sie eigene Interpretationen oder Gefühle des Gefragten herausfordern und so leicht verletzen können, z. B. »Warum haben Sie die Medikamente nicht regelmäßig eingenommen?« »Warum haben Sie nun schon wieder ein Magengeschwür?« Diese oder ähnliche WARUM-Fragen überfordern den Patienten und sind deshalb meist nicht sinnvoll.

Die (oben nicht berücksichtigten) komplizierteren rhetorischen Fragen (»Das sind doch sicher Ihre Medikamente hier auf dem Nachtschrank?«), die ja letztlich die eine mögliche Antwort schon enthalten, sollten in einer Anamnese keine Verwendung finden. Dies gilt ebenso für Suggestivfragen (»Sie sind sicher, daß Sie die Klinik gleich wieder verlassen wollen?«) sowie offensichtlich voreingenommene Fragen.

Insgesamt ist offensichtlich, daß kurze Ergänzungsfragen eine sehr schnelle Anamnese ermöglichen, wohingegen viele offene Fragen und eine flexible Verwendung der o. g. Fragearten zwar mehr Zeit kosten, häufig aber erst zu den entscheidenden Informationen führen. Der Mittelweg zwischen schnellem Abfragen und durch Fragen evozierten langen Patientenmonologen muß vom Arzt in jedem Einzelfall wieder neu »erkämpft« werden. So muß man sich als Arzt im Anamnesegespräch davor hüten, dem häufig vorhandenen Bedürfnis des Patienten nach kausalen Erklärungen nachzugeben (sog. Kausalitätsbedürfnis, s. a. Kap. 7.5.4).

Da dies manchmal schwierig ist, ist es umso notwendiger, sich als »Interviewer« um eine distanzierte Objektivität zu bemühen. Auch ist zu bedenken, daß gewisse Angaben des Patienten von seinem Wunsche bestimmt werden könnten, z. B. eine Rente oder für eine bestimmte Verletzung Schmerzensgeld zu erhalten. Eine solche Konstellation erfordert eine extrem versierte Fragetechnik des Arztes mit verschiedenen Alternativ- und Ergänzungsfragen, deren Antworten sich gegenseitig kontrollieren bzw. bei wahrheitsgemäßer Antwort ausschließen.

Zur besseren eigenen Übersicht sollte der Arzt im Laufe einer Anamnese verschiedene Unterpunkte abfragen und versuchen, eine möglichst logische Einteilung und feste Reihenfolge einzuhalten. Dabei kann von diesem klaren Schema jederzeit flexibel abgewichen werden, wenn dies im Interesse eines lebendigen und möglichst ungezwungenen Gespräches dienlich ist.

Folgende Unterpunkte gilt es im Laufe der Anamnese zu erfragen:

⇨ Die jetzige Anamnese: Was führt den Patienten in diesem speziellen Fall zum Arzt?

⇨ Die frühere Anamnese: Welche Vorerkrankungen des Patienten
sind diesem bekannt?

⇨ Die »somatisch-vegetative« Anamnese: Wie sind die Lebensgewohnheiten?

⇨ Die soziale Anamnese: In welchen »Verhältnissen« lebt der Patient, welchen Beruf übt er aus, was ist bei seinen Eltern und Kindern erwähnenswert?

⇨ Die Medikamentenanamnese: Welche Medikation erhielt der Patient bisher? Welche nimmt er z. Zt. ein?

Um eine rasche Orientierung für den Leser in diesem Kapitel zu ermöglichen, werden im folgenden die entscheidenden Punkte nur stichwortartig
aufgeführt.

3.2   Jetzige Anamnese

Am Anfang einer Anamneseerhebung ist es unabdingbar, daß der Arzt sich
mit seinem Namen bei dem Patienten vorstellt, diesem die Hand reicht und
zusätzlich seine »Funktion« (Stationsarzt etc.) nennt.

Es ist für den Patienten danach sehr hilfreich, wenn der Arzt das Gespräch
mit einer offenen Frage eröffnet und dabei den Namen des Patienten mit
einbezieht. Dies könnte z. B. so lauten:

⇨ Was führt Sie zu mir, Herr X?
⇨ Frau X, womit kann ich Ihnen helfen?
⇨ Wo liegen Ihre Probleme, Herr X?
⇨ Was kann ich für sie tun, Frau X?

Wenn der Patient mit dieser Art der Frage nicht zurecht kommt, da die Antwort aus Sicht des Betroffenen sehr komplex sein kann, läßt sich nach der Begrüßung z. B. auch gestaffelt anfangen mit:

▷   Was war das Erste, das Ihnen störend aufgefallen ist?

Und danach dann z. B.:

▷   Was passierte als nächstes?

Oder:

▷   Wann fühlten Sie sich zuletzt richtig gesund?

Sodann folgen Fragen nach

▷   dem genauen Charakter der Beschwerden,
▷   ihrem zeitlichen Beginn (Datum angeben lassen und sich nicht mit pauschalen Zeitangaben wie: »vor drei Tagen« begnügen, da man sonst die Fixpunkte verliert),
▷   dem (vermeintlichen) Auslöser,
▷   der Dauer, die sie angehalten haben,
▷   dem weiteren Verlauf bis zum heutigen Tag,
▷   der momentanen Ausprägung,
▷   verbessernden oder verschlechternden Komponenten bei der bisherigen »Therapie«.

Dabei sollten bei der schriftlichen Fixierung besonders eindrückliche Angaben des Patienten in »Anführungszeichen« wortgetreu übernommen werden. Dies gilt besonders auch für die Sätze, mit denen der Patient seine psychische Situation beschreibt. Nur so läßt sich ein Eindruck von der emotionalen Befindlichkeit des Patienten erhalten.

Besondere Vorsicht ist in diesem Abschnitt der Anamnese mit Erklärungen oder schon »fertigen Diagnosen« geboten, die der Patient vielleicht von anderen vorbehandelnden Ärzten oder auch aus dem Familienkreis mitbringt. Eine unvoreingenommene eigene Meinung des Arztes muß in jedem Moment der Anamneseerhebung angestrebt werden.

3.3 Frühere Anamnese

Es ist für den Patienten aus verschiedenen Gründen schwer, die jetzige Erkrankung von früheren zu trennen; bisweilen ist dies bei chronischen Leiden auch gar nicht möglich. Erleichtert wird diese Unterscheidung z. B. durch folgenden Zwischensatz des Arztes:

> »Jetzt einmal abgesehen von dem heutigen Problem: Sind Sie sonst in Ihrem Leben schon einmal ernsthaft krank gewesen?«
> »Vergessen wir einmal Ihre jetzigen Beschwerden: Sind Sie sonst in Ihrem Leben schon einmal ernsthaft krank gewesen?«

So ist eine zeitliche Trennung zwar leichter möglich; die Erfahrung lehrt allerdings, daß diese global gestellte Frage meist nur sehr wenige Erinnerungen im Patienten hervorruft. Es empfiehlt sich deshalb dringend, als Arzt einige »Vorschläge« parat zu haben. So sollte man dem Patients folgende Unterpunkte »soufflieren«:

▷ frühere Operationen (z. B. Tonsillektomie, Appendektomie),
▷ frühere Krankenhausaufenthalte,
▷ Stoffwechselerkrankungen (Diabetes mellitus, Hypertyreose, Gicht),
▷ Unfälle,
▷ Kinderkrankheiten,
▷ schwere Infektionen (»Gelbsucht«),
▷ venerische Erkrankungen,
▷ Auslandsaufenthalte,
▷ Impfungen,
▷ Allergien.

3.4 Somatisch-vegetative Anamnese

Diese kann sehr wichtige Informationen für die jetzige Diagnose erbringen und sollte daher besonders gründlich erfolgen. Dabei sind auch hier wieder einzelne vorgegebene Unterpunkte zu erfragen:

➪   subjektives Befinden,

➪   körperliche und psychische Belastbarkeit,

➪   Appetit,

➪   Speisenunverträglichkeit,

➪   Durst,

➪   Übelkeit, Erbrechen,

➪   Gewichtsverlauf in den letzten Monaten (Waage zu Hause?, derzeitiges Gewicht, Körpergröße),

➪   Schweißneigung,

➪   Frieren,

➪   Fieber,

➪   Juckreiz,

➪   Schlaf,

➪   Wasserlassen, Nykturie,

➪   Ödeme,

➪   Luftnot,

➪   Husten, Auswurf,

➪   Stuhlgang,

➪   Genußmittel: Kaffee, Tee, Rauchen, Alkohol (quantifizierend! Mengenangabe glaubhaft?).

Bei Frauen muß zusätzlich erfragt werden:

➪   Menarche,

➪   Regeltyp/Regelschmerzen,

➪   Datum der letzten Regel,

➪   Anzahl der Binden, Tampons pro Tag,

➪   Geburten, Fehlgeburten, Interruptiones,

➪   Menopause.

In diesem Kontext kann auch eine Frage nach der sexuellen Aktivität, bei Männern nach der Potenz, gestellt werden. Dieser Themenkomplex ist für beide Gesprächspartner besonders schwierig, und es bedarf sehr großen Einfühlungsvermögens und Offenheit seitens des Arztes, hier die »richtigen« Formulierungen zu wählen.

3.5   Medikamentenanamnese

Bei diesem Unterpunkt muß versucht werden, sowohl über länger zurück-
liegende als auch über in den letzten Monaten und momentan eingenom-
mene Medikamente Angaben zu erhalten. Dabei gilt es auch, nach Nebenwirkungen zu fragen. Zusätzlich geht es um einen ersten Eindruck bzgl. der
dem Patienten eigenen Compliance. Die häufigsten Medikamentengruppen
sollten nach einer einleitenden offenen Frage (»Welche Tabletten nehmen
Sie momentan ein?«) zusätzlich einzeln vorgegeben werden:

⇨   Abführmittel,

⇨   Schlafmittel,

⇨   Schmerzmittel,

⇨   Kontrazeptiva (d. h. »Pille«, aber auch IUP, Pessar, Präservativ, Cre-
      me),

⇨   Homöopathische Medikamente,

⇨   Vitaminpräparate.

3.6   Soziale Anamnese

Hier sind sehr hilfreiche Informationen bei Berufskrankheiten und Renten-
begehren und eine erste Einschätzung des privaten Umfeldes des Patienten
zu erhalten. Im einzelnen sollte gefragt werden nach

⇨   dem erlernten/ausgeübten Beruf,

⇨   ggfs. Grund und Zeitpunkt einer Berentung,

⇨   dem Familienstand,

⇨   Kindern,

⇨   der Wohnsituation,

⇨   den Eltern des Patienten (und deren Erkrankungen),

⇨   Hobbys und Urlaub,

⇨   weiteren Plänen.

Nebenbei empfiehlt es sich dringend (für das spätere Diktat des Arztbriefes),
den Patienten nochmals speziell nach dem Namen seines Hausarztes und
ggfs. anderen behandelnden Kollegen zu fragen. Nicht selten wünscht ein

Patient dann auch, daß einer seiner früher behandelnden Ärzte nicht mehr angeschrieben wird; auch dies sollte berücksichtigt werden.

In diesem Teil der Anamnese kann auch noch nach der psychischen Situation des Patienten und von dieser ausgehenden Problemen gefragt werden. Dies läßt sich einleiten mit:

⇨ »Sie erzählten vorhin von ihren Sorgen mit ...«

⇨ »Erzählen Sie mir bitte mehr von den Problemen nach dem Tode ihres Vaters ...«

⇨ »Erinnern Sie noch genauer die Umstände, als ...«

Für viele Krankheiten ist eine genaue Kenntnis der psychischen Befindlichkeit des Patienten unabdingbar; dies gilt sicher nicht nur für die Diagnosefindung, sondern besonders auch für die spätere Therapie. Läßt man diesen Aspekt unberücksichtigt, greift ärztliches Handeln von vorneherein zu kurz.

3.7 Fremdanamnese

Bei nicht ansprechbaren Patienten oder solchen, die aufgrund ihrer Erkrankung nicht orientiert oder motorisch nicht in der Lage sind zu antworten, muß man auf die Fremdanamnese zurückgreifen.

Diese ist auch zusätzlich als Korrektiv zu den Angaben der Eigenanamnese eines Patienten zu verwenden und kann später wichtige Informationen während des stationären Aufenthaltes erbringen. Folgende Gesprächspartner bieten sich an:

⇨ Angehörige,

⇨ Hausarzt,

⇨ Pastor,

⇨ Gemeindeschwester,

⇨ Sozialarbeiter,

⇨ Krankenschwestern,

⇨ Krankengymnasten/innen,

⇨ Stationshilfen.

Es ist dabei gewissenhaft abzuwägen, inwieweit der Arzt den Patienten über die Befragung von Dritten informieren muß bzw. kann.

3.8   Körperliche Untersuchung

Der Unterpunkt »Körperliche Untersuchung« ist nicht Teil des hier gestellten Zieles, da zu einer versierten körperlichen Untersuchung viele manuelle, aber nur wenige verbale Hilfsmittel nötig sind. Auch sind die einzelnen Anforderungen an Arzt und Patienten stark von der jeweiligen Fachdisziplin (z. B. Gynäkologie, Ophthalmologie) abhängig.

Verwiesen sei deshalb hier nur auf Standardwerke zu diesem Thema (Salvić, Anschütz, Macleod). Prinzipiell sei allerdings darauf hingewiesen, daß sich das Anamnesegespräch ggfs. wegen zeitlicher Probleme von der körperlichen Untersuchung trennen läßt.

3.9   Schlußsequenz der Anamneseerhebung

Sehr wichtig für den weiteren Verlauf der Arzt-Patienten-Beziehung ist der Abschluß einer Anamnese.

Der Arzt sollte an diesem Punkte für sich selbst zunächst folgendes klären:

➪   Wie sieht der Patient seine Erkrankung; bewertet er die Beschwerden adäquat?

➪   Inwieweit liegt die Ursache der Probleme – in Anbetracht des jetzt Erfahrenen – im Psychischen bzw. im Physischen?

➪   Erlaubt das Einsichtsvermögen des Patienten diesem eine tatsächliche Einsicht in die Umstände seiner Krankheit und was bedeutet dieses für die weiteren Ausführungen des Arztes?

Daraufhin wird die Schlußsequenz, die die Möglichkeit für ein erstes therapeutisches Gespräch gibt, meistens vom Arzt eingeleitet, der zunächst eine kurze Zusammenfassung der aus seiner Sicht relevanten Details des

Gespräches geben sollte. Weiterhin ist es für den Patienten besonders wichtig zu erfahren,

⇨ zu welcher Diagnosehypothese der Arzt durch die Anamneseerhebung und die körperliche Untersuchung gekommen ist,

⇨ welche weiteren medizinischen Schritte jetzt angeordnet werden,

⇨ welche Konsequenzen damit für den Patienten verbunden sind und

⇨ wieviel Zeit ungefähr für die weitere Diagnostik und ggfs. Therapie zu veranschlagen ist.

Schon zwischen den o. g. Einzelpunkten der Anamneseerhebung (3.2 bis 3.7) und erneut an dieser Stelle sollte dem Patienten die Möglichkeit gegeben werden, zu dem bisher Gesagten noch weitere Verständnis- oder Informationsfragen zu stellen. Am Ende eines längeren ärztlichen Gespräches ist der Patient allerdings durch die Aufforderung, eigene Fragen zu stellen, häufig überfordert. Auch könnten ihm keine einfallen, wenn ihm der Arzt durch Beachtung der o. g. Details im Laufe der Anamnese schon viele Fragen beantwortet hat. Es ist allerdings dringend angebracht, dem Patienten nach der Aufforderung zum Fragen eine ausreichend lange Gedankenpause einzuräumen. Auch für ein kurzes Schweigen muß Zeit sein. Meist fallen dem Patienten die ihn interessierenden Details jedoch erst ein, wenn der Arzt das Zimmer verlassen hat oder – bei einem ambulanten Arztbesuch – der Patient schon wieder zu Hause angekommen ist. Man sollte ihm deshalb dringend empfehlen, ja ermutigen, seine später »auftauchenden« Fragen schriftlich zu notieren; sie könnten sonst beim nächsten Arztkontakt vor lauter Aufregung wieder ungestellt bleiben.

Es ist in diesem Zusammenhang wichtig, daß gerade die erfolgreiche Anamnese, die rationale und intuitive ebenso wie emotionale und unbewußte Reaktionen beider Partner hervorruft, nicht ohne eine umfassende geistige Präsenz und Informiertheit des Arztes stattfinden kann. Je »gebildeter« und lebenserfahrener der Arzt ist, umso eher wird er den Patienten und seine Probleme verstehen, ja sie vielleicht viel eher als der betroffene Kranke erkennen können. So bleiben alle hier dargestellten Einzelheiten präliminär, solange vom Arzt nicht aktives Üben und Erweitern des eigenen Horizontes immer wieder angestrebt werden. Dabei sind gerade in den Antworten der Patienten oft viele Neuigkeiten enthalten, die jede Krankengeschichte auch für den Arzt zuhörenswert macht. Kein anderer Beruf bringt es mit sich, daß jemand so tief in die Interna und körperliche Privatsphäre eines anderen Menschen eindringt. Dies ist ebenso eine interessante Herausforderung wie ethische Verpflichtung für den Arzt. Die dabei in den einzelnen ärztlichen Tätigkeitsbereichen auftretenden bewußten und unbewußten Beziehungsanteile zu verstehen und danach – im Interesse von Patient und Arzt gleichermaßen – wieder umzusetzen, ermöglicht z. B. die Teilnahme an Balint-Gruppen.

3.10   Zusammenfassung

Die Anamnese stellt, speziell im Klinikalltag, das erste längere Gespräch zwischen dem Arzt und dem Patienten dar. Sie legt deshalb die Grundlage für die weitere Arzt-Patient-Beziehung und ist gleichzeitig das entscheidende Hilfsmittel zur Diagnosefindung und zur erfolgreichen Therapie.

Es ist hilfreich, bei der Anamneseerhebung einem klaren Schema zu folgen, das nacheinander durch gezielte Fragen Informationen des Patienten über die Bereiche erbittet, die in den Abschnitten 3.2 bis 3.7 detailliert behandelt worden sind:

- ▷   die jetzige Anamnese,
- ▷   die frühere Anamnese,
- ▷   die somatisch-vegetative Anamnese,
- ▷   die soziale Anamnese,
- ▷   die Medikamentenanamnese,
- ▷   die Fremdanamnese.

Die dafür wichtigen Details müssen im Rahmen eines Gespräches erfragt werden; auf akribisches Mitschreiben des Arztes sollte zugunsten eines flexiblen Dialoges mithilfe eines geübten Gedächtnisses verzichtet werden.

Neben den üblichen Ergänzungsfragen müssen auch offene Fragen gestellt werden, die einen umfassenderen Eindruck über den Patienten vermitteln und diesem die Möglichkeit geben, seine Sicht der Dinge frei auszuformulieren.

Trotz aller von Arztseite festgelegten Einzelaspekte, die es zu berücksichtigen gilt, muß immer die Antwort des Patienten im Vordergrund stehen. Mehr noch als geschicktes Fragen ist vom Arzt aktives Zuhören gefordert.

Erst am Ende des Geprächeses und nach der körperlichen Untersuchung sollte der Arzt eine Diagnosehypothese entwickeln. Der Patient muß dann über das vom Arzt geplante Procedere zur Sicherung dieser Diagnose und ggfs. auch schon über die mögliche Therapie unterrichtet werden.

Die Anamnese ist der Schlüssel für eine durch gegenseitige Offenheit und Vertrauen geprägte zukünftige Arzt-Patient-Beziehung und erfordert trotz oder gerade wegen aller Routine immer neuen geistigen und persönlichen Einsatz des Arztes. Sie kann nicht nur Informationen erbringen, sondern auch schon therapeutische Bedeutung erlangen.

4. Die Visite

> »Die Visite hatte mir jedesmal die in Weiß daherkommende Machtlosigkeit der Medizin gezeigt. ... Ich hatte ununterbrochen den Wunsch gehabt, mit meinen Ärzten zu sprechen, aber ausnahmslos haben sie niemals mit mir gesprochen, nicht die geringste Unterhaltung mit mir geführt. ... Die Visite, der Höhepunkt an jedem Tag, war gleichzeitig immer die größte Enttäuschung gewesen .«
>
> (Thomas Bernhard)

Für die Patienten stellt die Visite den wichtigsten Punkt im täglichen Ablauf eines Krankenhausalltages dar. Sie erwarten, daß der visiteführende Arzt ihnen neue Informationen über ihre Erkrankung gibt, und möchten vielleicht selbst einige Fragen stellen, die ihnen in den vergangenen 24 Stunden seit der letzten Visite eingefallen sind.

Aber auch dem Arzt gibt die Visite eine wichtige Gelegenheit, mit dem einzelnen Patienten Probleme anzusprechen und das weitere Procedere abzuklären oder zu erläutern.

Obwohl mit der Visite oft wichtige Informationen verbunden sind, wirkt die dazu zur Verfügung stehende Zeit doch immer – speziell aus der Sicht des Patienten – sehr begrenzt.

In dem folgenden Kapitel sollen folgende Punkte erläutert werden:

➪   Welche linguistischen und soziologischen Besonderheiten weist ein Visitengespräch auf?

➪   Welche Bedeutung hat dies für Ärzte und Patienten?

➪   Wie läßt sich ein Visitengespräch aus ärztlicher Sicht räumlich, chronologisch und didaktisch am besten ordnen?

⇨ Welche Bedeutung haben die Stationsarzt-, die Oberarzt- und die Chefarztvisite?

⇨ In welcher Weise lassen sich Unterschiede dieser drei Visitenformen patientenzentriert umsetzen?

Danach werden dann detailliert sprachliche Aspekte der Visite betrachtet:

⇨ Welche Themenbereiche müssen vom Arzt in jeder Visite angesprochen werden?

⇨ Welche Bedeutung haben verbale Rituale der Ärzte im Visitendialog mit dem Patienten, und wie lassen sich diese im Interesse des Kranken verwenden?

Ziel dieses Abschnittes ist es,

⇨ sensibel für die Feinstruktur einer Visite zu machen,

⇨ zeitlich eine bessere Einteilung zu ermöglichen, und

⇨ zu zeigen, wie geschickt verbale Mittel einzusetzen sind, um die Intensität eines Visitengespräches zu erhöhen,

⇨ das aktive Zuhören des Arztes zu verbessern (s. Kap. 5.5).

4.1 Die asymmetrische Struktur des Arzt-Patienten-Gespräches in der Visite

Die besondere Gesprächsstruktur einer Visite mit dem dialogisch angelegten Gespräch zwischen Arzt und Patient muß hier in Ergänzung zum Kapitel 2.2 nochmals genauer erläutert werden. Wir sprechen in diesem Zusammenhang von einer asymmetrischen Gesprächsstruktur. Diese Asymmetrie ergibt sich durch ganz verschiedene (verbale aber auch non-verbale) Einzelheiten:

⇨ Der Arzt weiß nach seinem Medizinstudium und seiner praktischen medizinischen Tätigkeit mehr über Krankheiten, ihre Ursachen und Behandlungsmöglichkeiten als der Patient.

⇨   Der Arzt befindet sich in der Klinik an seinem gewohnten Arbeits-
     platz und somit auf sicherem Terrain; der Patient ist nur vorüber-
     gehend (und »ungewollt«) in eine ihm fremde Umgebung geraten.

⇨   Der Arzt hat Kraft seines Amtes die Gesprächsleitung während der
     Visite.

⇨   Der Arzt ist – im Gegensatz zum Patienten – tatsächlich oder ver-
     meintlich gesund.

⇨   Der Arzt bestimmt die Zeit der täglichen Visite, der Patient wartet
     in seinem Zimmer auf diesen Moment.

⇨   Der Patient liegt üblicherweise im Bett, ja begibt sich sogar zur Visi-
     tenzeit dorthin oder setzt sich zumindest auf dasselbe; der Arzt steht
     und überragt somit optisch unweigerlich den Patienten.

⇨   Der Patient ist meist nur mit einem Nachthemd/Schlafanzug oder
     gar mit einem Klinik-Flügelhemd bekleidet; der Arzt trägt einen
     gestärkten weißen Kittel und darunter häufig auch seine Privatklei-
     dung.

⇨   Der Patient muß jederzeit – vor vielen anderen Visitenteilnehmern,
     mit denen er gerade nicht direkt kommuniziert – damit rechnen, sich
     ganz entkleiden zu müssen.

Die asymmetrische Gesprächssituation wird auch durch den enormen Wis-
sensvorsprung des Arztes (in medizinischer Hinsicht) etabliert:

⇨   Der Patient gerät wegen nicht beherrschter medizinischer Fach-
     sprache automatisch in die Rolle des Unterlegenen. Der Arzt kann
     in dieser Situation Informationen relativ widerspruchslos aus dem
     Patienten herausfragen und einfache Direktiven geben.

⇨   Eine Verschärfung dieser Situation ist demjenigen Arzt, der Infor-
     mationen nicht geben will, leicht möglich.

⇨   Aufgrund der Abhängigkeit des Patienten wird dieser sich mit Kri-
     tik am Arzt zurückhalten, auch wenn von ärztlicher Seite zwi-
     schenmenschliche »Regeln« vielleicht nicht eingehalten werden.

Für den Patienten ist diese asymmetrische Gesprächsstruktur somit sehr belastend:

▷   Er fühlt sich schon allein räumlich unterlegen und ausgeliefert.

▷   Er folgt dem ärztlichen Visitengespräch mit der permanenten Angst, im entscheidenden Moment ein Wort der Fachterminologie nicht zu verstehen, traut sich aber auch nicht, nachzufragen.

▷   Er fühlt sich ähnlich wie in einer »Examenssituation«: Es werden Fragen gestellt.

▷   Er fürchtet den Entzug der ärztlichen Zuwendung, falls er sich »falsch« verhält.

▷   Das Visitengespräch entscheidet über den weiteren Ablauf im Krankenhaus bzw. den Entlassungstermin; es werden vielleicht lebenswichtige Informationen transportiert, dies ist jedoch vom Patienten nicht berechen- und steuerbar.

Aufgrund der hier aufgeführten Aspekte muß es für den klinischen Alltag des Arztes das Ziel sein, die asymmetrische Gesprächstruktur soweit wie möglich verbal und non-verbal zu entkrampfen und einer partnerschaftlichen Gesprächsstruktur nahezukommen. Der Vorsprung des medizinischen Wissens auf seiten des Arztes sollte diesen nicht davon entheben, die notwendigen Informationen in verständlichen Worten an den Patienten weiterzugeben und sich somit als Vermittler und Übersetzer medizinischer Fakten und Zusammenhänge zu verstehen. Folgende Einzelpunkte müssen deshalb vom Arzt berücksichtigt werden:

▷   Die Patienten sollten – soweit es ihre Erkrankung zuläßt – dazu angehalten werden, sich zur Visite anzuziehen und das Gespräch mit dem Arzt ggfs. am Tisch im Patientenzimmer zu führen.

▷   Die Sprache des Arztes sollte klar und eindeutig sein; ironische oder sarkastische Bemerkungen sind, wenn überhaupt, sehr vorsichtig zu verwenden, humorvolle sicher eher angebracht; der Witz darf nicht auf Kosten des Patienten gemacht werden.

▷   Fremdwörter und medizinische Fachausdrücke sollten während des

Visitengespräches nicht verwendet werden. Ist dies unvermeidbar, muß das Fremdwort dem Patienten verständlich erläutert werden.

⇨   Viele Sachverhalte sind so kompliziert, daß sie während einer Visite mehrfach mit anderen Worten formuliert werden müssen. Diese Zeit muß investiert werden.

⇨   Es dürfen keine Direktiven aufgestellt werden, die den Patienten nur auf sich selbst verweisen; vielmehr sollte es das Ziel sein, gemeinsame Perspektiven für Arzt und Patient zu erarbeiten.

⇨   Der Arzt muß sich auf die Gesprächsanteile und -anstöße des Patienten einstellen, er muß aktiv zuhören.

⇨   Der Arzt muß in der Lage sein, seine Rolle selbst zu relativieren. Die Autorität des Arztes darf nicht durch Verschärfung der asymmetrischen Situation erkauft werden.

Versucht man diese wenigen Regeln zu beherzigen, läßt sich für die Visite eine mehr partnerschaftliche Gesprächsebene mit dem Patienten etablieren, die für die weitere Diagnostik und Therapie hilfreich ist. Dies schließt nicht aus, daß der Arzt im Einzelfall zur Durchsetzung bestimmter für den Patienten wichtiger Details flexibel reagieren kann, indem er die asymmetrische Gesprächsstruktur kurzfristig taktisch und gezielt einsetzt. Ein Beispiel wäre in diesem Zusammenhang das »ausufernde« Visitengespräch, bei dem der Patient seinen Erzählversuch mit weiten Bögen anlegt. Entfernt sich seine Darstellung erkennbar zu weit vom eigentlichen Thema, ist eine Betonung der Asymmetrie mit Unterbrechung des Patienten durch den Arzt häufig die einzige Möglichkeit, dem Visitengespräch wiederum Struktur zu geben.

4.2   Die verschiedenen Visitenarten

In den meisten Krankenhäusern findet in der Woche, z. T. aber auch an den Wochenenden, täglich eine Visite statt. Es ist weiterhin üblich, daß dabei jeweils einmal pro Woche der Chefarzt und der für die Station zuständige Oberarztvisite machen. Alle drei Visitenarten sind für die die Visite führenden Ärzte und besonders auch für die Patienten von unterschiedlicher Bedeutung und (medizinischer) Wertigkeit. Doch haben auch sie gemeinsame Konstanten:

⇨   Nur ein Arzt (je nach Visitenart also der Chefarzt, der Oberarzt oder der Stationsarzt) sollte im Patientenzimmer die Gesprächsführung haben; es ist nicht sinnvoll, die Visite als Diskussionsrunde zwischen Ärzten einerseits und dem Patienten andererseits zu verstehen. Die nicht direkt am Gespräch beteiligten Ärzte müssen ansprechbar und auskunftsbereit sein.

⇨   Die Schwester möchte keine Fehler machen; ihre Arbeit wird u. a. durch den Pflegezustand der Patienten und die Ordnung in den Kurvenblättern dokumentiert.

⇨   Die Schwester muß konzentriert bleiben können, um aus dem Gespräch zwischen Arzt und Patient sie selbst betreffende Informationen herauszufiltern.

Dabei steht der die Visite führende Arzt ja nicht nur vor seinen Patienten, sondern auch vor den anderen Mitarbeitern und Kollegen, die die Visite begleiten. So findet man sich als Arzt unweigerlich in verschiedenen Rollen wieder. Der richtige Weg ist manchmal schwierig, denn

⇨   die Patienten erwarten nicht nur Informationen, sondern auch persönliche Zuwendung,

⇨   die Mitpatienten lauschen auf jeden Ausdruck, der am Nachbarbett fällt, und vergleichen diesen mit den Worten des Arztes an ihrem Bett,

⇨   die teilnehmenden Kollegen sollen/wollen sich vielleicht an der »vorgeführten« Visitenführung orientieren oder sind unkonzentriert, weil sie selbst nicht mit dem Patienten sprechen können.

So sind von dem Gelingen einer Visite nicht nur die weiteren medizinischen Details und »Erfolge«, sondern auch die Stimmung der Patienten und des gesamten Mitarbeiterteams für den jeweiligen Tag abhängig. Dieser Herausforderung ist man als Arzt nur dann gewachsen, wenn man

➪   über umfassendes und detailliertes medizinisches Wissen verfügt,

➪   die einzelnen Visitenteilnehmer verbal und emotional ins Gespräch
        mit einbinden kann,

➪   für schwierige Situationen am Patientenbett überzeugende, ehrliche
        Reaktionen parat hat,

➪   das richtige Verhältnis von Zuhören und Anordnen findet und

➪   durch eine offene und verläßliche Persönlichkeitsstruktur überzeugt.

Diesen Zielen mit täglichem Üben – verbal und non-verbal – näherzukommen, sollen die folgenden Gedanken ermöglichen.

4.2.1   Die Kurvenvisite und das Patientengespräch

Es ist bekannt, daß sich die an einer Visite teilnehmenden Personen über den Flur einer Station von einem Patientenzimmer zum anderen bewegen. Für manche Ärzte dient der Flur nur dazu, in möglichst kurzer Zeit von einem Zimmer zum anderen zu gelangen. Der »Zwischenaufenthalt« auf den Fluren sollte aber anders genutzt und eingeteilt werden:

> Es ist sinnvoll und notwendig, in der Stationsarzt-, der Oberarzt- und auch in der Chefarztvisite die Gespräche mit den Patienten in den Zimmern strikt von der Kurvenvisite zu trennen.

Es ist sinnvoll und notwendig, in der Stationsarzt-, der Oberarzt- und auch in der Chefarztvisite die Gespräche mit den Patienten in den Zimmern strikt von der Kurvenvisite zu trennen

Unter Kurvenvisite wird in unserem Zusammenhang die Diskussion der in eine Mappe eingehefteten Untersuchungsergebnisse des einzelnen Patienten zwischen den Ärzten und ggfs. Schwestern verstanden; es werden dabei rein fachlich-medizinische, pharmakologische oder auch pflegerische Probleme angesprochen. Diese Kurvenvisite kann z. B. auf dem Flur oder auch vor der Zimmervisite im Arztzimmer stattfinden. Folgende Gründe sprechen für diese klare Trennung und haben sich in der täglichen Praxis bewährt:

⇨   Die Erläuterung, Benennung und vielleicht kontroverse Diskussion medizinischer Fakten (Laborwerte, Röntgenbilder etc.) innerhalb des Teams spielen für den Patienten keine Rolle und müssen deshalb nicht in seiner Anwesenheit erfolgen.

⇨   Durch eine strikte Trennung kann auch die medizinische Fachsprache von der vermittelnden Sprache im Patientengespräch besser getrennt werden; Mißverständnise bleiben dem Patient so erspart.

⇨   Ein sinnierendes Vertiefen in die Kurve des Patienten in seiner Anwesenheit, wobei die Unterlagen vielleicht gar über seine Bettdecke ausgebreitet werden, lösen Ängste beim Kranken aus und verunsichern ihn.

⇨   Es wird durch die Kurvenvisite möglich, die entscheidenden Laborwerte vor Betreten des Krankenzimmers einzusehen und für die Zeit der Visite im Kopf zu behalten; eine Gedächtnisstütze durch die Kurve ist dabei nicht akzeptabel.

⇨   Durch eine Kurvenvisite vor jedem Patientenzimmer kann der die Visite führende Arzt von den anderen Teilnehmern Informationen zum jeweiligen Patienten einholen; so läßt sich gemeinsam eine »Taktik« für das spätere Gespräch mit dem Patienten absprechen. Widersprüche vor dem Patienten oder falsches Vorpreschen des visiteführenden Arztes werden dadurch vermieden.

⇨   Die Zeit während der Kurvenvisite kann ggfs. von einzelnen Teilnehmern auch für andere Anordnungen oder kurze Unterbrechungen (Telefon) genutzt werden, ohne daß Unruhe im Patientenzimmer entsteht.

Trennt man also räumlich und zeitlich die Kurven- von der Patientenvisite, sind zwei ganz unterschiedliche Sprachebenen möglich. Diese erlauben letztlich eine effektivere und klarere Sprache; redundante Formulierungen werden vermieden. Bei einer Verquickung von Patientengespräch und Kurvenvisite hingegen sind – speziell für die Patienten – keine Vorteile zu erwarten.

4.2.2   Die Stationsarztvisite

Die Bezeichnung »Stationsarzt« ist in vielen Krankenhäusern infolge einer mehr kollektiv geprägten Führungsstruktur auf der Assistenzarztebene nicht mehr üblich. Gleichwohl ist in diesem Kapitel weiterhin vom Stationsarzt die Rede; gemeint ist letztlich derjenige Arzt, der auf der Station arbeitet und die Visite macht. Dabei sind zwei Voraussetzungen wichtig:

➪   Der die Visite führende Arzt muß, um sie gut durchzuführen, auf der Station arbeiten und den überwiegenden Teil seiner Arbeitszeit auch dort verbringen können. Tägliches oder auch wöchentliches Wechseln der die Visite leitenden Ärzte ist für die Patienten nicht sehr hilfreich; monatliches Rotating ggfs. allen Beteiligten zuzumuten.

➪   Der überwiegende Teil der Hilfestellungen und Informationen während einer Visite wird durch den Stationsarzt vermittelt. Diesem Umstand ist auf seiten des Arztes Rechnung zu tragen. Auch wenn es sicher in schwierigen Fällen nicht seine Aufgabe ist, weitreichende (Oberarzt-) Entscheidungen schon vorwegzunehmen, sollte er doch in der Lage sein, dem Patienten klare Anweisungen zu geben.

Man kann bei der Stationsarztvisite genauer unterscheiden zwischen »arbeitsorganisatorischen und institutionellen Aufgaben« einerseits:

➪   ärztliche Fachdiskussionen über Diagnostik, Diagnose und Therapie,

➪   Anordnungen zum diagnostischen und therapeutischen Vorgehen für das Pflegepersonal,

➪   in begrenztem Umfang auch Ausbildung von jüngeren Kollegen, z. B. AIP, PJ, Famulanten,

und »patientenbezogenen Aufgaben« andererseits:

➪   Untersuchungen des Patienten zur Diagnosestellung,

➪   Kontrolle der Behandlungseffekte,

➪   Information des Patienten.

Dabei stellt speziell die Informationsweitergabe an den Patienten besondere sprachliche Anforderungen an den die Visite führenden Arzt. Diesem sollen deshalb die folgenden Kapitel Hilfestellungen anbieten.

4.2.3 Die Oberarztvisite

In der bisherigen empirisch-linguistischen Visitenforschung wurde nur selten die Oberarztvisite untersucht (Uexküll, Petzhold, Rosumek). Die Situation der Oberarztvisite ist durch verschiedene Einzelaspekte gekennzeichnet:

➪ Die Patienten erwarten aufgrund der fachlichen Kompetenz des Oberarztes weitergehende Informationen.

➪ Der Stationsarzt befindet sich in der Rolle des Vorführenden (in bezug auf die Patienten) ebenso wie in der des Vorgeführten (vor den anderen Kollegen und den Patienten).

➪ Der Oberarzt muß sich einen Überblick über die Patienten und die durchgeführte Behandlung verschaffen. Er gewährleistet somit – auch gegenüber den Patienten – eine »Qualitätskontrolle«.

➪ Das asymmetrische Verhältnis zwischen dem Oberarzt und den Patienten wird deutlicher spürbar als bei einer normalen Stationsarztvisite.

➪ Der Oberarzt muß komplizierte Probleme ad hoc lösen können und soll die ihm unterstellten Mitarbeiter anleiten.

Es ist allgemein üblich und auch sehr wünschenswert, daß einmal pro Woche eine Oberarztvisite durchgeführt wird. Diese kann zwischen zwei Polen angesiedelt sein:

➪ In einem »Schnelldurchlauf« geht es von einem Patienten zum anderen; medizinische Anstöße für Kollegen und Patienten werden kaum gegeben.

➪ Es erfolgt zunächst bei einer Kurvenvisite eine akribische Kontrolle der Kurvenblätter; die einzelnen Medikamente, Laborwerte und anderen Ergebnisse werden im Team diskutiert und gewichtet, neue Aspekte angesprochen und weitere Perspektiven in Anbetracht der Patientenunterlagen erörtert. Die Patienten werden danach vom Oberarzt noch einmal ausführlich zu ihren Problemen befragt. Dieser erläutert die bisherigen Ergebnisse aus seiner Sicht und zeigt den weiteren Weg ggfs. bis zur Entlassung auf.

Es ist offensichtlich, daß für alle Teilnehmer die zweite Möglichkeit die anstrengendere, aber auch die erfolgreichere ist. Das erfordert allerdings vom Oberarzt für seine Visite, daß

⇨   er seine Fachkompetenz vor seinen Kollegen beweisen bzw. gegebenenfalls in Frage stellen lassen muß,

⇨   er sich Zeit nimmt für Erklärungen und nicht nur Anordnungen gibt (das bezieht sich auf die Patienten ebenso wie auf die ärztlichen Kollegen),

⇨   er sich mit den Patienten auf ein Gespräch einläßt, das vielleicht aufgrund seiner Länge und Intensität auch für den Stationsarzt neue Details liefert.

Von dem Stationsarzt ist demgegenüber für die Oberarztvisite zu erwarten, daß er

⇨   sich intensiv und faktengenau auf diese vorbereitet,

⇨   Ratschläge ebenso wie Kritik, ggfs. eine Infragestellung seines eigenen medizinischen Konzeptes, akzeptiert,

⇨   gemeinsam mit dem Oberarzt die Probleme der Patienten erörtert, ihm aber danach die Gespräche mit den Patienten überläßt.

Für die Patienten ist eine Oberarztvisite von besonderer Bedeutung. Deshalb kann sie auch therapeutisch eingesetzt werden:

⇨   Schwierige Sachverhalte können dem Patienten durch den Oberarzt erklärt bzw. erneut mit anderen Worten als den vom Stationsarzt verwendeten erläutert werden.

⇨ Appelle an die Compliance, z. B. in bezug auf Einstellung des Rauchens, reduziertes Essen oder regelmäßige Tabletteneinnahme können vom Oberarzt sehr scharf vorgebracht werden; dem Stationsarzt obliegt es dann später – ohne den Sachverhalt zu entkräften -, den Patienten wieder aufzufangen. So ist die Vertrauensbasis zwischen dem zuständigen Stationsarzt und dem Patienten nicht gestört. Dieses »Verfahren« muß allerdings zwischen dem Oberarzt und dem Stationsarzt vorher genau abgesprochen werden.

⇨ Sowohl die Bedeutung der Assistenzärzte als auch der Schwestern kann durch geschickt plazierte Worte des Oberarztes gegenüber dem Patienten gestärkt werden. Das gemeinsame Arbeiten als Team, das auch den Patienten in die Entscheidungsfindung mit einbeziehen will, kann in der Oberarztvisite deutlich gemacht werden.

Es ist selbstverständlich, daß Kritik des Oberarztes oder des Chefarztes am Stationsarzt, so notwendig sie sein mag, nicht am Patientenbett erfolgen darf. Das Vertrauensverhältnis zwischen dem Patienten und seinem behandelnden Arzt wäre irreversibel gestört oder gar zerstört; dies ist jedoch ein Umstand, der auch nicht im Interesse des Kritisierenden sein kann.

4.2.3.1 Der Lehr-Lern-Diskurs in der Oberarztvisite

Die Oberarztvisiten dienen auch der Aus- und Weiterbildung der beruflich noch weniger erfahrenen Ärzte. Der Oberarzt muß also seine jüngeren Kollegen zu richtigem medizinischen und menschlichen Handeln gegenüber den Patienten anleiten, denn aus dem praktischen Vorbild des Oberarztes, der über große klinische Erfahrung verfügt, kann der junge Arzt den sicheren Umgang mit Patienten erlernen. Zwar fordert die Assistenzarzt-Zeit von jedem, daß er sich in Theorie und Praxis weiterbildet; speziell aber für das Letztere bedarf es einer vorgelebten Anleitung, die letztlich nur der Chefarzt (s. 4.2.4) und der Oberarzt geben können.

Dieser Lehr-Lern-Diskurs, mit der überwiegenden Richtung vom Oberarzt zum Assistenzarzt hin, erfolgt auf zwei wichtigen, voneinander unterscheidbaren Ebenen:

➪   im Rahmen der Kurvenvisite (s. 4.2.1), also in Abwesenheit des Patienten, in bezug auf medizinische Fakten und theoretische Aspekte. Hierbei handelt es sich um einen Diskurs zwischen Ärzten mit unterschiedlichem Wissen und unterschiedlicher klinischer Erfahrung,

➪   im Rahmen des Patientengespräches, in dem vom Oberarzt Gesprächstaktik und die Vermittlung von schwierigen medizinischen Sachverhalten für seine Kollegen »vorgeführt« werden, auch wenn die primäre Gesprächsachse zwischen dem Oberarzt und dem Patienten besteht. Gerade dieser zweite Aspekt ist für den Assistenzarzt durch Lernen am Vorbild sehr wichtig und als Ergänzung zum theoretischen Studium der Medizin dringend erforderlich.

Durch die hier unterschiedenen Aspekte wird deutlich, wie vielschichtig die Struktur einer Oberarztvisite angelegt ist. Nur bei eingespielter Beherrschung dieser Konstanten und Variablen erfüllt die Oberarztvisite für Patienten und Ärzte ihre wichtige medizinisch-fachliche wie auch verbale Funktion im klinischen Alltag.

4.2.4   Die Chefarztvisite

Ebenso wie die Oberarztvisite stellt die Chefarztvisite für Patienten, Assistenzärzte und den die Visite führenden Chefarzt ein herausragendes Ereignis dar. Auch hier kann man zwischen den beiden Extremen eines »Schnelldurchlaufs« und einer detaillierten Kurven- und Patientenvisite unterscheiden.
Noch weit mehr als ein Oberarzt stellt der Chefarzt einer Klinik für die Patienten die wichtigste Autorität in ärztlichen genauso wie in zwischenmenschlichen Verhaltensweisen dar. Dies ist zusätzlich dadurch bedingt, daß der Chefarzt zumeist älter und lebenserfahrener als seine

Oberärzte und seine in der Ausbildung befindlichen Assistenzärzte ist. Diese besondere Bedeutung und das Gewicht der »Worte der Chefs« kann man noch weiter gegenüber dem Patienten herausstellen, indem man in den normalen Stationsarztvisiten auf die besondere Kompetenz des Chefarztes verweist und bestimmte zu treffende Entscheidungen für die Chefarztvisite vorbehält. Dies ist allerdings nur akzeptabel,

⇨   wenn die Entscheidung dann auch durch die Autorität des Chefarztes weitergegeben wird,

⇨   der Hinweis auf die Chefarztvisite nicht bloß deshalb erfolgt, um als Stationsarzt wichtige Fragen des Patienten nicht beantworten zu müssen (siehe Seite 9, Punkt 4.).

Wird allerdings die »Gesprächs-Taktik« im Interesse des Patienten vorher zwischen Stationsarzt/Oberarzt und Chefarzt abgesprochen, so läßt sich von einer synergistischen Patientenberatung der beteiligten Ärzte sprechen. Diese sollte das Ziel im Interesse einer erfolgreichen Therapie sein; nur so ist eine patientenzentrierte Medizin auch sprachlich möglich.

Darüberhinaus ist auch in der Chefarztvisite die Funktion des Lehrens und des Lernens von großer Bedeutung.

4.2.4.1   Der Lehr-Lern-Diskurs in der Chefarztvisite

Hier ist besonders an die große berufliche Erfahrung des Chefarztes gedacht, der seine fachlichen Kenntnisse und speziell auch sein Wissen zur menschenorientierten Führung bzw. Patientenbehandlung vorbildhaft an seine Mitarbeiter weitergeben kann.

In einigen Kliniken ist es üblich, daß auch der zuständige Oberarzt an der Chefarztvisite teilnimmt. Dies ist möglich, jedoch nicht unbedingt notwendig. Die Vorteile bestehen darin, daß

⇨   sowohl Chefarzt als auch Oberarzt späterhin gegenüber dem Patienten exakt die gleichen Schritte vertreten können,

⇨   komplizierte Probleme in einer Visite zwischen den Entschei-
    dungsträgern besprochen werden können,

⇨   dem Patienten ein Eindruck von der Präsenz und Geschlossenheit
    der Ärzte vermittelt wird.

Nachteilig ist allerdings, daß

⇨   leicht nur eine Meinung – die des Chefs – gelten kann und dadurch
    möglicherweise ein verschiedenartiges Herangehen an ein Problem
    verhindert wird,

⇨   die Zahl der teilnehmenden Ärzte vermehrt wird,

⇨   eher oberflächliche Visiten entstehen können, da längere Diskus-
    sionen zwischen den Ärzten vermieden werden,

⇨   die Abgrenzung der einzelnen Kompetenzen und somit Entschei-
    dungsbereiche, die den klinischen Alltag strukturieren, verwischt
    werden.

So wäre letztlich zwei ausführlichen einzelnen Visiten durch den Chefarzt
bzw. den Oberarzt der Vorzug zu geben.

Neben diesen hierarchischen Besonderheiten einer Visite sind – ganz unabhängig von ihrer sprachlichen Interaktion – noch weitere non-verbale
Aspekte bedenkenswert. Sie sollen im Gliederungspunkt 5. dargestellt werden.

5. Besondere Aspekte bei der Visite

5.1 Teilnehmerstruktur

Wie oben schon erläutert, sind Visiten, die vom Stationsarzt, vom Oberarzt oder vom Chefarzt geführt werden, aus der Sicht des Patienten von unterschiedlicher Wertigkeit. Neben dem die Visite leitenden Arzt sind noch weitere Teilnehmer zu bedenken. Obligat wären das:

⇨ die anderen, auf der Station tätigen Assistenzärzte,

⇨ die Stationsschwester oder eine andere die Schicht leitende Schwester.

Fakultativ können je nach Klinikart und besonderen Umständen noch hinzukommen:

⇨ Arzt im Praktikum,

⇨ Studenten im Praktischen Jahr,

⇨ Krankengymnastin,

⇨ Psychologe,

⇨ Oberschwester, Pflegedienstleitung,

⇨ Seelsorger,

⇨ Sozialarbeiter.

Es ist offensichtlich, daß so leicht eine Zahl von bis zu zehn Visitenteilnehmern möglich ist. Dieses erscheint aus verschiedenen Gründen ungünstig:

⇨ Ein »intimes« Gespräch zwischen Arzt und Patient ist nicht möglich. Die Patienten fühlen sich mehr denn je »vorgeführt«.

⇨ Die Vielzahl der das Zimmer betretenden und verlassenden Personen führt zu unangemessener Unruhe und zu Zeitverlusten.

⇨ Nur wenige der Teilnehmer können alles verstehen, was zwischen

Arzt und Patient gesprochen wird. Deshalb entstehen kleine Grüppchen, die sich im Patientenzimmer mit einem anderen Thema beschäftigen. Dies verstärkt die Unruhe und stört die Konzentration.

▷   Obwohl jeder Teilnehmer in seiner beruflichen Funktion wichtig sein kann, stellt er als stiller Betrachter doch nur sehr wenig dar; das schafft Unzufriedenheit bei den Zuhörern.

▷   Der die Visite führende Arzt fühlt sich sehr beobachtet und wird, um seine Kollegen nicht zu langweilen, auch für sie bestimmte (mitunter belustigende) Redewendungen in die Visite einbauen. Dies geschieht leider manchmal auf Kosten der Patienten.

▷   Es kommt häufiger zu *multidirektionalen* Äußerungen des Stationsarztes gegenüber dem Patienten, z. B. wenn der visiteführende Arzt zwar mit dem Patienten spricht, seine Informationen aber eigentlich für Teammitglieder gedacht sind. Dieses »am Patienten Vorbeireden« sollte in der Visite unterbleiben. Folgendes Beispiel soll das Phänomen (negativ) illustrieren:

P.: »Ich habe immer noch Probleme mit dem Einschlafen hier in der Klinik, Herr Doktor«.
A: »Na, dann können wir es ja zunächst einmal vielleicht mit 10 Tropfen Atosil versuchen so gegen 22 Uhr, und wenn das dann nicht reicht, gibt Ihnen die Nachtschwester noch eine Tablette Rohypnol 2 mg so ca. eine Stunde danach«. (Schwester notiert parallel diese Anordnungen)

Es ist aber klar, daß andere Gründe wiederum eine Teilnahme bestimmter Personen unumgänglich machen:

▷   Nur durch direktes Nachfragen bei z. B. der Stationsschwester oder der Krankengymnastin sind eine Erfolgskontrolle und weitere Anordnungen schon während der (Kurven-)Visite möglich.

▷   Da verschiedene Kollegen üblicherweise zu demselben Patienten Anordnungen geben können, muß eine Erklärung bzw. Kontrolle gerade in der Visite innerhalb der Ärzteschaft möglich sein. Nur so können alle Ärzte gegenüber dem Patienten die gleiche Linie vertreten, was allerdings konzentriertes Zuhören bei der Visite voraussetzt.

⇨ Der Umgang mit mehreren an der Visite teilnehmenden Personen
gehört zur Ausbildung des Arztes und muß am praktischen Vorbild
immer wieder geübt werden.

⇨ Teamarbeit bedarf einer für alle nachvollziehbaren Arbeits- und Diskussionsgrundlage. Diese liefert besonders die Visite; fehlen bei ihr
entscheidungsbefugte Kollegen, erfordert dies später viel unnütze
Übermittlungszeit.

Im Interesse eines effektiven und gleichzeitig persönlichen Visitenablaufes
in Anbetracht der möglichen Teilnehmer muß zumindest darauf geachtet
werden, daß

⇨ die Gesprächsachse zwischen dem die Visite führenden Arzt und
dem Patienten nicht durch Dazwischenreden oder andersartige
Unruhe der nicht direkt involvierten Teilnehmer gestört wird,

⇨ keine kontroversen Gespräche über (sicher diskutierbare) Einzelheiten am Patientenbett abgehalten werden; dieser kann die Bedeutung solcher Diskussion nicht abschätzen, so daß in ihm Unsicherheit und Skepsis gegenüber allen Streitenden ausgelöst werden,

⇨ alle Teilnehmer an der Kompetenz des Visite führenden Arzten verbal und non-verbal keinen Zweifel lassen.

Es empfiehlt sich außerdem,

⇨ die verschiedenen Teilnehmer dem Patienten mit Namen und Funktion vorzustellen und, wenn nötig, in das Gespräch mit einzubeziehen.

5.2 Zeitliche Struktur

Visiten sind für den einzelnen Patienten extrem kurz, für das Visitenteam und speziell für den die Visite führenden Arzt aber manchmal lang und ermüdend. Geht man von einer 25-Betten-Station aus und nimmt für jeden Patienten im Zimmer (also ohne die Kurvenvisite, s. Kap. 4.2.1) nur 3 Minuten an, so sind im kürzesten Fall allein für die Patientengespäche 75 Minuten zu veranschlagen. Die bisherigen Veröffentlichungen bestätigen die angenommene Gesprächslänge für den direkten Arzt-Patienten-Kontakt. Diese Gespräche dauern je nach Klinikart, Fachgebiet sowie natürlich Arzt bzw. Patient zwischen 1,5 und 7 Minuten. In dieser Zeit spricht zu etwa zwei Drittel der Arzt. Wie kann dieser die ihm zur Verfügung stehende Zeit am besten im Interesse des Patienten nutzen, wie seine Konzentration bis zum letzten Patienten halten?

Einige Aspekte sind zu berücksichtigen:

➪ Die Visite sollte, aus der täglichen Praxis herausgehoben, möglichst etwa zur gleichen Zeit beginnen und auch enden. So können sich die Patienten ebenso wie alle anderen Teilnehmer mit ihrem Tagesablauf darauf einstellen. Dies erfordert im Einzelfall aber auch Geschick dafür, »das Tempo einmal anzuziehen«, ohne gehetzt zu wirken.

➪ Nichts ist so unbestimmbar wie die für eine Visite zu veranschlagende Zeit. Deshalb sind unumstößliche zeitliche Limitierungen nicht durchführbar, da sie schon vom Anfang der Visite an die Visitenführung behindern.

➪ Trotz unterschiedlicher Probleme der Patienten sollte doch etwa die gleiche Zeit an jedem Patientenbett vorgesehen werden. (Es zählt allerdings nicht nur die auf das einzelne Problem mit dem Patienten verwendete Zeit, sondern auch die Intensität der Auseinandersetzung.)

➪ Visiten sollten nicht während der Essenszeiten der Patienten durchgeführt werden.

▷ Stationsvisiten, die insgesamt länger als 2 $^1/_2$ Stunden dauern, sind für alle Teilnehmer zu belastend und somit auch für die resultierende Therapie nicht sinnvoll. Sollte es im Einzelfall nicht möglich sein, dieses zeitliche Limit einzuhalten, müssen entweder eine Unterteilung der Visite vorgenommen werden oder, was meist leichter möglich ist, lange Diskussionen zwischen den Ärzten und tiefschürfende Kurvenvisiten auf andere Zeiten außerhalb der patientenzugewandten Visite verlegt werden.

Es ist trotz aller Bemühungen und langjähriger Berufserfahrung als Arzt nicht immer leicht, während einer vielleicht 2 $^1/_2$ Stunden langen Visite die volle Konzentration zu halten. Dies läßt sich mit einigen »Taktiken« erleichtern:

▷ Um eine gewisse Auflockerung der Visite zu erreichen, kann im wöchentlichen Wechsel einmal auf dem einen und einmal auf dem anderen Ende der Station begonnen werden.

▷ Die Visite hat für die Patienten ebenso wie für das Stationspersonal wichtige kommunikative Funktion. Der visiteführende Arzt sollte deshalb auch versuchen, in einem vertretbaren Rahmen seine Mitarbeiter mit einzubeziehen; ein entspannter und aufgeräumter Visitenton vermeidet Streß und nimmt der Institution »Visite« ihre Starrheit.

▷ Langes Stehen ermüdet; es ist nicht notwendig, während der gesamten Visite in den Patientenzimmern und auf dem Flur zu stehen. Auch ein Gespräch mit den Patienten am Tisch sollte gesucht werden.

▷ Der Arzt sollte die Visite als Herausforderung betrachten und offen sein für Kritik an seinem Visitenstil.

▷ Unterbrechungen der Visite sind zu vermeiden; die Konzentration und der weitere Tagesablauf leiden sonst.

Beachtet man diese zeitlichen und taktischen Aspekte, sind die auf ärztlicher Seite wichtigen Grundvoraussetzungen zum Gelingen einer Visite gegeben. Ihre bewußte Berücksichtigung eröffnet letztlich auch die Möglichkeit zu einer flexiblen Anwendung und interessanten Visite. Diese erfolgt in erster Linie für die Patienten; an ihren Interessen ist auch die zeitliche Strukturierung auszurichten.

5.3   Räumliche Struktur

5.3.1   Ein- oder Mehrbettzimmer

Verständlicherweise sind Visiten auch von der Anzahl der in einem Zimmer anwesenden Patienten abhängig. Sicher ist die einfachste interaktive Gesprächssituation in einem Einbettzimmer gegeben, da die Gesprächsachse zwischen Arzt und Patient nicht gestört werden kann.

Diese Störung durch andere Patienten kann in Mehrbettzimmern direkt und indirekt erfolgen:

⇨   durch Dazwischenreden eines anderen Patienten, bevor man sich diesem zuwenden will oder nachdem die Visite bei ihm aus der Sicht des Arztes eigentlich schon beendet war,

⇨   durch unvermeidbares Zuhören der anderen Patienten bei den Visitengesprächen ihres Nachbarn.

Daraus ergeben sich für den Arzt Konsequenzen:

⇨   Er sollte ganz genau markieren, mit welchem Patienten er im Moment spricht (s. 6.1 und 6.3.2); Unterbrechungen durch andere Patienten müssen freundlich aber konsequent unterbunden werden.

⇨   Komplizierte Probleme, Aufklärungsgespräche und intime Fragen dürfen nicht coram publico besprochen werden. Der Patient muß in diesen Fällen auf ein gesondertes Gespräch am gleichen Tage z. B. im Arztzimmer verwiesen werden.

⇨   Je nach »Patientenstruktur« muß der Wunsch nach einem »Vieraugengespräch« schon durch den Arzt dem Patienten nahegebracht werden, bevor dieser um ein solches nachsucht.

➪   Maßregelungen eines Patienten z. B. wegen fehlender Compliance sind in Anwesenheit anderer Patienten sehr bedacht vorzubringen; sie lassen sich allerdings auch ganz bewußt taktisch geschickt einsetzen. In diesem Falle darf aber am Ende kein Zweifel daran gelassen werden, daß die Beziehung zwischen Arzt und Patient nicht auf Dauer gestört ist. Die Bedingungen für eine »Versöhnung« muß der Arzt formulieren.

➪   Die Mehrbettzimmer-Situation läßt sich bei Wahrung der Einzelvisiten-Abschnitte geschickt nutzen, um ein Wir-Gefühl der Patienten hervorzurufen. Dies erfordert übergreifende Fragen und Gesprächsanstöße, die alle Patienten mit einbeziehen. Hierdurch wird die Unsicherheit des einzelnen Patienten bei der Visite reduziert, der Zusammenhalt der Patienten untereinander gestärkt und dadurch die Klinikzeit abwechselungsreicher gestaltet. Der Arzt muß dabei allerdings weiter deutlich erkennbar und aktiv das Gespräch leiten, um selbst die notwendigen Anstöße geben zu können.

Durch das Gesagte wird offensichtlich, daß sich eine Visite neben anderen Faktoren auch an der Zimmersituation ausrichtet, so daß bei Mehrbettzimmervisiten bestimmte Konsequenzen zu beachten sind. Dessenungeachtet sind solche Visiten abwechslungsreicher und geben Gelegenheit zu einem kurzen gemeinsamen Gespräch.

5.4   Unterschiedliche Intensität des Visitengesprächs

5.4.1   Das unkomplizierte Visitengespräch

Nicht selten weiß der Arzt vor Beginn der Visite bei einem bestimmten Patienten, daß aus medizinischer Sicht an diesem Tag keine neuen Aspekte zu erwarten sind und somit eigentlich auch nichts zu sagen ist. Es empfiehlt sich, solche Momente zu verwenden, um ein möglichst entspanntes Gespräch mit dem Patienten zu führen, das sich z. B. einleiten läßt mit:

»Guten Tag Herr Y; um es gleich vorwegzunehmen, von meiner Seite aus gibt es seit gestern nicht Neues zu erzählen ..«.

»Guten Morgen Frau Y. Bevor Sie sich jetzt große Sorgen machen: ich habe heute gar nichts Neues zu erzählen, wir haben keine neuen Erkenntnisse seit gestern ...«.

Danach ist dann genug Zeit,

➪   den Patienten nach seinem momentanen Befinden zu fragen,
➪   ein schon früher einmal angesprochenes Thema, das in diesem Falle besonders wichtig ist, erneut aufzunehmen,
➪   private Fragen nach der Familie des Patienten zu stellen,
➪   diesen mehrfach zum Fragen zu ermuntern.

Es sollten aber auch in einem auf diese Weise scheinbar wenig wichtigen Gespräch immer zumindest zwei wichtige Aspekte durch den Arzt angesprochen werden:

➪   Wann neue Informationen zu erwarten sind bzw. auf was noch gewartet werden muß.
➪   Wann etwa der Patient mit einer Entlassung nach Hause rechnen kann.

Daß nichts Wichtiges zu besprechen ist, darf kein Grund dafür sein, die Visitenzeit bei diesem Patienten auf Begrüßung und Verabschiedung zu kürzen (s. a. 5.4.3).

5.4.2   Das vertiefende Visitengespräch

In der Visite ist es bisweilen notwendig, sehr komplizierte Sachverhalte oder Probleme zu vertiefen oder zumindest erst einmal anzusprechen. Hierunter sind z. B. zu verstehen:

⇨ Die Medikamenteneinnahme oder die Bedeutung verschiedener Tabletten: Warum bestimmte (vorher hausärztlich angeordnete) Medikamente jetzt nicht mehr gegeben werden, was an ihre Stelle tritt, und wo die Vorteile zu sehen sind. Ob ein bestimmtes Präparat durch ein anderes mit gleichem Inhalt aus klinikinternen Gründen ersetzt wurde und deshalb die Tablette anders aussieht.

⇨ Eine anschließende Weiterbehandlung nach der Entlassung, z. B. als Rehabilitation.

⇨ Die Betreuung durch den Hausarzt oder eine Gemeindeschwester.

⇨ Die Verlegung in ein Alten- oder Pflegeheim.

⇨ Die Konsequenzen aus einer bestimmten Diagnose, z. B. auch in beruflicher Hinsicht.

Komplizierte Probleme, Patientenaufklärung (s. Kap. 7.) und bestimmte, das Persönliche des Patienten stärker berührende Sachverhalte sollten bei der Visite nicht dargestellt und erörtert werden. Vielmehr sollte dann dem Patienten ein späteres Gespräch im Arztzimmer angeboten werden. Gerade bei einer Visite ist die Konzentrationsfähigkeit und Aufnahmebereitschaft bei vielen Patienten so eingeschränkt, daß sich schwierige Einzelheiten besser in einem ruhigen Zweiergespräch erklären lassen. Dies erfordert zwar zunächst mehr Zeit für den Arzt, macht aber das Procedere für alle Beteiligten einfacher und letztlich auch effektiver.

5.4.3 Was unbedingt besprochen werden muß

Unabhängig davon, ob eine Visite nur wenige Aspekte berühren muß oder viele Probleme anstehen, gilt es in jedem Fall für den Arzt, bestimmte Einzelpunkte in der täglichen Visite regelmäßig anzusprechen. Dies sind:

⇨ Ergebnisse der letzten Untersuchungen, die dem Patienten bisher noch nicht mitgeteilt bzw. erklärt wurden,

⇨ weitere Untersuchungen, die geplant sind, ihre Bedeutung im Rahmen der Diagnostik und ihre Belastung für den Patienten,

⇨ was aus ärztlicher Sicht bei den Beschwerden des Patienten noch gebessert werden kann bzw. muß,

➪   Schmerzen, andere Probleme, die die Lebensqualität des Patienten beeinträchtigen,

➪   Probleme mit der täglichen Medikation,

(➪   Probleme mit Stuhlgang und Wasserlassen,)

(➪   Verträglichkeit des Essens,)

➪   seelisches Befinden,

➪   der mögliche Entlassungstermin.

Beachtet man diese wenigen Stichworte, ist der emotionale, informative und verbale Standard einer normalen Visite für den Patienten gut umrissen.

5.5   Das aktive Zuhören

Ebenso wichtig wie die Fähigkeit, gezielte Fragen zu stellen oder geschickt zu argumentieren ist die Technik des Zuhörens. Sie wird vom Arzt unbedingt verlangt – doch nicht gelehrt. In Anlehnung an Steiger und Geisler wird auch in diesem Buch von *aktivem Zuhören* gesprochen. Dies setzt beim Zuhörer – dem Arzt – folgendes voraus:

➪   er ist auf den Gesprächspartner – den Patienten – vorbereitet,

➪   er verfügt über die notwendige Konzentration und ist deshalb möglichst geistig und körperlich ausgeruht,

➪   er hält mit dem Patienten immer Blickkontakt, um auch non-verbale Äußerungen zu registrieren. Dabei muß der Arzt natürlich auch selbst dem Blick des Patienten standhalten können. Nur so ist letztlich Wahrhaftigkeit im Visitengespräch (s. auch Kap. 7.1) vermittelbar.

➪   er versucht, den Gedankengängen des Patienten wirklich zu folgen und dabei lückenlos zuzuhören. Gleichzeitig überlegt er weitere Anregungen und Fragen an den Patienten.

➪   er bemüht sich, die Struktur und Absicht der Worte des Patienten möglichst sofort zu erfassen und dann in eigenen Redeanteilen umzusetzen.

Wichtig ist dabei grundsätzlich, daß der Patient das Interesse des Arztes an seinen Ausführungen spürt. Man kann deshalb das Erzählen des Patienten auch – wenn gewünscht – mit einigen verbalen Ermunterungen fördern:

>»Das ist interessant, was Sie erzählen!«
>
>»Daran habe ich jetzt noch gar nicht gedacht«.
>
>»Können Sie das noch irgendwie genauer beschreiben?«
>
>»Es ist für uns wichtig zu hören, welche Erfahrungen Sie mit diesem Medikament bisher gemacht haben«.

Zum aktiven Zuhören gehört auch, den Patienten in für ihn schwierigen Momenten zum Erzählen anzuleiten:

>»Können Sie bitte Ihre Atembeschwerden nochmals schildern?«
>
>»Ich weiß sehr wohl, daß für Sie das unkontrollierbare Wasserlassen sehr unangenehm ist. Wann passiert das eigentlich immer?«

Nur durch regelmäßiges Üben und durch – rollenungewohntes – Zurücknehmen der ärztlichen Gesprächsleitung gelingt es, dem Patienten aktiv zuzuhören. Dies jedoch ist die Basis zum gegenseitigen Verständnis.

6. Rituale und ihre Bedeutung in der Visite

Zur allgemeinen Klärung muß zunächst definiert werden, was im folgenden unter dem Terminus »Ritual« verstanden werden soll. Werlen gibt eine weitreichende und heute in der Linguistik am ehesten gültige Definition, die sich auf Konversationsrituale bezieht:

> Ein Ritual ist »eine expressive institutionalisierte Handlung oder Handlungssequenz«.

Werlen verwendet den Begriff »expressiv« im erweiterten Sinne als »expressiv-symbolisch«. Er versteht darunter, daß eine ausgeführte Handlung A für einen bestimmten Inhalt B steht. So signalisiert z. B. ein »Guten Morgen, Herr Meyer, wie geht es?«, daß man den anderen erkannt hat und an einem weiteren Gespräch interessiert ist.

»Institutionalisiert« meint darüberhinaus, daß die Teilnehmer nach festen Erwartungsnormen handeln, die allgemein bekannt sein sollten.

In der Linguistik wird der Ritualbegriff seit einiger Zeit kontrovers diskutiert. Dabei besteht allerdings Übereinstimmung darin, daß gerade in institutionellen Sprachräumen ritualisierte Kommunikation eine besondere Bedeutung hat. Die Visite im Krankenhaus stellt sicherlich eine »weitgehend ritualisierte Interaktion« dar. Bisher wurden in der germanistisch-linguistischen Forschung überwiegend Untersuchungen zu Ritualen in der Begrüßungs- und Beendigungsphase einer Visite gemacht; erst Rosumek befaßte sich zusätzlich ausführlich mit den wichtigen Ritualen der Mittelphase eines Visitengespräches und legte eine Einteilung und Wertung vor. Diese linguistischen Ergebnisse sollen im folgenden für die Struktur und den Sprachduktus der ärztlichen Visite fruchtbar gemacht werden.

Rituale haben im Alltag ebenso wie in der Visite verschiedene Funktionen:

> ⇨ Der Gesprächspartner wird durch das Ritual bestätigt; wenn er z. B. in Anbetracht einer neuen Situation Angst entwickelt, gibt das Begrüßungsritual Sicherheit. Am Ende eines Gespräches macht das Abschiedsritual »Auf Wiedersehen« deutlich, daß auch in Zukunft an der Beziehung festgehalten werden soll.
>
> ⇨ Es kann das Erkennen des anderen signalisieren, indem z. B. der Name genannt wird.
>
> ⇨ Die Identität bzw. Rollenidentität kann durch Rituale angezeigt und erkannt werden, indem z. B. in der Ansprache der Titel verwendet wird.

So könnte man zunächst die Grundfunktion sowohl verbaler wie non-verbaler Rituale darin sehen, den Gesprächspartner zu bestätigen und anzuerkennen, Sicherheit und Geborgenheit zu vermitteln und damit in gewisser Weise für das ärztliche Gespräch die Asymmetrie überwinden zu helfen. Doch gerade in der Visite sind noch andere wichtige Aspekte der Rituale von Bedeutung:

> ⇨ Sie können über den Moment hinausweisen und somit Perspektiven und Entwicklungen aufzeigen.
>
> ⇨ Sie helfen, Situationen, die einen Übergang darstellen, wie z. B. der Wechsel des Gesprächspartners, zu entkrampfen und zu ertragen.
>
> ⇨ Sie stellen Anker dar in Momenten, in denen das Gespräch durch unangenehme Eröffnungen Unsicherheit und Hilflosigkeit beim Patienten hervorruft.
>
> ⇨ Sie geben die Gewißheit, daß an der Arzt-Patient-Beziehung festgehalten wird, auch wenn eine vorläufige Trennung bevorsteht.
>
> ⇨ Sie schaffen durch ihre klare Aussage Freiraum für weitergehende Gedankenentwicklungen.

Dies sind sicherlich alles Aspekte, die für ein Gespräch positive oder zumindest berechenbare Anstöße geben können. Doch gibt es auch Momente, die in der täglichen Kommunikation Unsicherheit auslösen,

⇨   indem Rituale bewußt von einem der beiden Partner vermieden werden und somit ex negativo die Aufnahme einer Beziehung erschweren oder verhindern,

⇨   indem sie situationsinadäquat verwendet werden und so den anderen Gesprächspartner irritieren,

⇨   indem sie floskelhaft verwendet werden und so die notwendige Basis für eine anschließende emotionale Nähe fehlt.

Es soll die Aufgabe der Punkte 6.1 bis 6.3.2 sein, für die Bedeutung von Ritualen Beispiele aus der ärztlichen Visite zu geben, damit der visiteführende Arzt

⇨   Rituale so geschickt einsetzen kann, daß sie den Gesprächsverlauf fördern oder notfalls auch bewußt hemmen,

⇨   sich ihre wichtige bestätigende Funktion zu eigen machen kann,

⇨   die Struktur eines Visitengespräches durch die bewußte Verwendung von Ritualen verbal gliedern und stabilisieren kann, und sich aus dieser Sicherheit für Arzt und Patient neue Gesprächsimpulse ergeben. Die bewußte und geschickte Verwendung von sprachlichen Ritualen wird sich als Basis einer erfolgreichen Visitenführung herausstellen.

6.1   Begrüßungsrituale

Es mag selbstverständlich erscheinen, daß der Arzt vor Betreten des Patientenzimmers anklopft und dann am Beginn der Visite den Patienten mit Handschlag und verbal begrüßt. Dies wird allerdings in der täglichen Praxis sehr häufig nicht eingehalten. Stattdessen finden sich z.B. folgende Varianten der Patientenbegrüßung:

▷   Bei Betreten eines Mehrbettzimmers wird ein freundliches »Guten Morgen« in die Runde geworfen; auf die Begrüßung des einzelnen Patienten in »seiner« Visite wird danach verzichtet.

▷   Der Arzt beginnt die Visite gleich mit der Frage: »Wie geht es Ihnen heute?«, ohne den Patienten mit Namen und Handschlag zu begrüßen, d. h. auch zu »erkennen«.

▷   Der Arzt verzichtet auf die Begrüßung (z. B. weil er den Patienten schon vor der Visite an diesem Tage gesehen hat) und nimmt gleich Bezug auf spezielle Probleme, die er als erstes meint besprechen zu müssen (»Noch einmal zu Ihren Magenschmerzen..«.).

Diese Möglichkeiten eines Visitenbeginns sind nicht sinnvoll. In Anbetracht der oben gemachten Ausführungen zur stabilisierenden Funktion von Ritualen ist die Begrüßung am Beginn einer Visite unerläßlich.

Daher sollte

▷   jeder Patient einzeln »am Bett« begrüßt werden (was eine freundliche allgemeine Begrüßung beim Betreten des Zimmers nicht ausschließt),

▷   die Begrüßung mit Handschlag und auch mit namentlicher Anrede des Patienten erfolgen,

▷   sich jeder Arzt, der einen Patienten zum ersten Mal sieht, selbst mit Namen und Funktion vorstellen,

▷   der die Visite führende Arzt dem Patienten andere, neue Teilnehmer der Visite (Praktikanten etc.) bekannt machen.

Verzichtet der Arzt auf ein Begrüßungsritual, wird dem einzelnen Patienten aufgrund der situationsimmanenten Aufregung häufig gar nicht klar, wann der Arzt sich welchem Patienten zum Gespräch zuwendet. Durch eine deutliche Begrüßung ist der jeweilige Gesprächsbeginn sprachlich eindeutig markiert.

6.2   Rituale der Mittelphase des Visitengespräches

Die Mittelphase beginnt nach der Begrüßung und endet am Beginn der Abschiedssequenz (s. Kap. 6.3.1). Im Zusammenhang mit dieser Definition ist auf eine Besonderheit des ärztlichen Sprechens während der Visite hinzuweisen:

Bei Begrüßungssequenzen und -ritualen der alltäglichen Kommunikation mit gleichrangigen Gesprächspartnern erfordert die Wohlergehensfrage (z. B. »Wie geht's?«) üblicherweise keine ernstgemeinte Antwort und ist Teil der Begrüßung. Ganz anders ist jedoch die Verwendung der gleichen, offenen Ergänzungsfrage in der Arzt-Patienten-Kommunikation zu sehen. Beginnt der Arzt seine Visite mit

» Guten Morgen Frau Müller, – wie geht es Ihnen heute?«,

erwartet er darauf eine eindeutige Antwort. Interessant ist weiterhin, daß sich die Eröffnung einer Visite von Begrüßungssequenzen anderer Gespräche dadurch unterscheidet, daß der Arzt den Gegengruß des Patienten oft nicht abwartet: Er stellt sofort die Wohlergehensfrage. Dies ist als ein Hinweis auf die asymmetrische Gesprächssituation zu werten; es hat für den Patienten keine weiteren Konsequenzen. Vielmehr ist der sich darüber im klaren, daß sein direkter Gegengruß eigentlich nicht gebraucht wird; er spricht diesen deshalb meistens sehr leise oder verzichtet ganz auf ihn. Deswegen gilt es für den Arzt,

➪   einen Gegengruß des Patienten abzuwarten, indem er die Wohlergehensfrage etwas verzögert stellt,

➪   den Patienten zu einem Gruß zu ermuntern, indem auch der üblicherweise zuerst vorgebrachte Gruß des Arztes deutlich ausformuliert wird,

➪   den Gegengruß des Patienten bzgl. emotionaler Stimmungslage sowie auch motorischer und mentaler Fähigkeiten (z. B. Name des Arztes erinnerlich?) auszuwerten und das Ergebnis in das weitere Visitengespräch einzubeziehen.

Schon mit einem abgewarteten Gegengruß des Patienten wird der Arzt-Patienten-Dialog angemessener eröffnet.

Die o. g. Wohlergehensfrage ist sicher das am häufigsten karikierte Ritual ärztlicher Visiten (»Na, wie geht es uns denn heute?«). Es ist deshalb wichtig, daß man

➪   nicht undeutliche oder generalisierende Formulierungen verwendet,
➪   die Frage ernst meint und deshalb der Antwort des Patienten auch zuhört. (Die scheinbar einfache Frage ist für den Antwortenden nämlich häufig sehr komplex.)

Es empfiehlt sich, um Monotonie und darauffolgende Unaufmerksamkeit zu vermeiden, die Wohlergehensfrage flexibel zu gestalten. So läßt sich nach dem Begrüßungsritual folgendermaßen variieren:

»..., wie geht es Ihnen heute?«

»..., was gibt es Neues zu berichten seit gestern?«

»..., was machen die Beschwerden XY, über die Sie gestern geklagt haben?«

»..., wie sieht es heute bei Ihnen aus?«

»..., wie ist denn die Stimmung heute bei Ihnen?«

»..., wie war die Nacht, haben Sie erneut die Schmerzen gehabt?«

»..., na, was liegt an heute, haben Sie irgendwelche neuen Probleme gehabt?«

Durch die auf diese oder ähnliche Weise flexibel gestaltete (offene) Wohlergehensfrage gelingt es sehr gut, in die Mittelphase des Visitengespräches überzuleiten, in der der Patient durch seine Antwort zunächst einen größeren Gesprächsanteil bestreiten kann. Eine weitere festgelegte Strukturierung soll wegen drohender Starrheit vermieden werden; eine Reihenfolge verschiedener Punkte wird hier deshalb auch nicht vorgeschlagen.

6.2.1 Rituale zum Eingriff in die Privatsphäre

Nur zu leicht vergißt man als Arzt, daß der Patient seiner Privatsphäre im Krankenhaus fast vollständig beraubt ist. Dies ist unter anderem dadurch bedingt, daß

⇨   die Patientenzimmer nicht abschließbar sind und nach kurzem Anklopfen (meist sogar ohne ein solches) jedermann umgehend eintreten kann,

⇨   der Patient überwiegend einen Schlafanzug, einen Bademantel oder gar ein Flügelhemd trägt,

⇨   bisweilen in Anwesenheit anderer Patienten oder der Schwester Urin gelassen wird oder Stuhlgang erfolgt,

⇨   Buchlektüre ebenso wie Radio- und Fernsehprogramm für alle anderen offensichtlich und somit »kontrollierbar« sind,

⇨   Sexualität nicht ausgelebt und zumeist tabuisiert wird,

⇨   der Patient jederzeit auf eine körperliche Untersuchung gefaßt sein muß.

Aus diesen Gründen ist es dringend erforderlich, die Privatsphäre des Patienten so weit wie unter den gegebenen Umständen möglich zu respektieren. Es ist deshalb auf keinen Fall akzeptabel, dem Patienten ohne vorherige Ansprache und Bitte um Erlaubnis die Bettdecke »wegzureißen«, um beispielsweise ein geschwollenes Bein zu untersuchen. Eine verbal nicht vorbereitete Palpation der Schilddrüse ist ebensowenig angebracht wie das mechanische und wortlose Anheben eines Nachthemdes, um vielleicht eine Operationswunde zu inspizieren. Auch der in der Praxis beobachtete Satz beim Eitreten in ein Damen-Vierbettzimmer: »Machen Sie sich alle schon einmal oben herum frei, ich will Sie nachher bei der Visite einzeln abhören«, offenbart eine Mißachtung gängiger Umgangsformen.

Es ist deshalb wichtig, dem Patienten einen Eingriff in seine Privatsphäre auch deutlich verbal anzuzeigen. Dies muß mit einer Erklärung der Notwendigkeit und der Bitte um Erlaubnis erfolgen. So könnte es z. B. heißen:

»Ich möchte gern noch einmal Ihre Lunge abhorchen. Würden Sie bitte das Nachthemd ausziehen?«

»Ich würde mir erneut gern die Wunde ansehen. Darf ich die Decke hier zurückschlagen?«

»Es wäre für das weitere Vorgehen wichtig, daß ich noch einmal ihre Lymphknoten in der Leiste taste. Darf ich die Decke zur Seite nehmen?«

Es ist jedem klar, daß die Patienten nur in sehr seltenen Fällen eine Untersuchung untersagen, wenn in dieser Weise um Erlaubnis nachgesucht wird. Die Situation in der Klinik ist so angelegt, daß der Patient mit solchen Untersuchungen rechnet und sie deshalb normalerweise akzeptiert. Umso mehr ist es dem Arzt zuzumuten, in oben vorgeschlagener Art zuerst um Erlaubnis zu bitten. Lehnt der Patient die Untersuchung dann ab, sollte zu einem späteren Zeitpunkt erneut ein Versuch gemacht werden. Ein Arzt, der unbedacht auf dieser Untersuchung insistiert, verkennt möglicherweise die den Patienten bewegenden Gründe und beeinträchtigt das Arzt-Patient-Verhältnis. Es handelt sich nicht um eine Niederlage des Arztes, wenn der Patient zu einem bestimmten – ja letztlich vom Arzt ausgewählten Zeitpunkt – z. B. eine Untersuchung der Schamregion untersagt.

Durch regelmäßige Verwendung von Ritualen, die einen Engriff in die Privatsphäre des Patienten erlauben, läßt sich seine Menschenwürde auch in der Ausnahmesituation eines Klinikaufenthaltes schützen.

In der Mittelphase des Visitengespräches sind jetzt auf seiten des Arztes drei weitere Ritualtypen zu unterscheiden: bestätigende Rituale, Empathierituale, Unsicherheitsrituale.

6.2.2   Bestätigende Rituale

Bestätigende Rituale dienen dazu, den Gesprächspartner sicherer zu machen und ihn zur Teilnahme am Gespräch zu ermuntern. Sie sollten gerade in

Visitengesprächen häufiger verwendet werden, da der Arzt damit bestimmte Äußerungen des Patienten unterstützen kann. So lassen sich z. B. bestätigende Rituale, die positiv kommentieren, gut einsetzen:

> »Das wäre natürlich eine gute Sache mit der Kur, die Sie planen«.

> »Naja, dann läuft das Weitere ja sicher jetzt ganz von allein«.

> »Ich sehe das genauso damit im Zusammenhang wie Sie.«.

Durch solche Sätze ritualisierten Sprechens wird der Patient in einer bestimmten Richtung bestärkt und sieht sich aufgrund der eindeutigen positiven Stellungnahme des Arztes verstanden. Im Interesse einer möglichst weitgehenden Patientenmitbeteiligung an der Planung schon bei der Diagnostik und speziell bei der Therapie können durch positiv kommentierende, bestätigende Rituale gemeinsame Grundlagen geschaffen werden.

Bestätigende Rituale lassen sich auch zukunftsgerichtet einsetzen:

> »Es wäre sehr schön, wenn Sie auch zu Hause diese krankengymnastischen Übungen so konsequent weitermachen würden«.

> »Ich glaube, daß Sie auch nach der Entlassung vor Ihren früheren Schmerzen Ruhe haben werden«.

> »Es ist sehr schön, daß Sie die Untersuchung so tapfer durchgestanden haben. Sie dürfen jetzt auch wieder ganz normal essen«.

Im Gegensatz zu den hier angegeben Beispielen finden sich in der Praxis nach einer Patientenäußerung meist viel kürzere bestätigende Rituale des Arztes:

> »Gut!« – »Na also!« – »Ist doch toll!« – »Okay!« – »Alles klar!« – »Wunderbar!«

Diese kurzen Einwürfe sind sicherlich zur Bestärkung von aus ärztlicher Sicht gewünschten Tendenzen verwendbar. Mit entgegengesetzter Intention lassen sich natürlich auch Sätze wie

»Das ist schlecht!«»Auf gar keinen Fall!«»Das halte ich für unwahrscheinlich!«

einsetzen. Es ist dabei allerdings streng darauf zu achten, daß diese »Kurz-Rituale« situationsadaequat und nicht floskelhaft und stereotyp verwendet werden. Dies soll durch folgendes negatives Beispiel (aus der Praxis!) illustriert werden:

> P: »Herr Doktor, die Stelle, wo die Nadel gestern noch in der Vene war, ist jetzt entzündet und tut sehr weh!«
>
> A: »Gut!! – oder auch nicht gut; ja, – da müssen wir wohl etwas Salbe draufmachen«.

Aus den Beispielen wird deutlich, daß es variable Möglichkeiten für den Arzt gibt, auf Äußerungen des Patienten mit bestätigenden Ritualen zu reagieren. Nur durch ihre konzentrierte und flexible Anwendung fördern diese das Gespräch; werden sie zu floskelhaften Versatzstücken, die nur das vermeintliche Zuhören des Arztes anzeigen sollen, ist ihr Zweck nicht erfüllt.

6.2.3 Empathierituale

Als Empathierituale kann man Äußerungen verstehen, die dem anderen Gesprächspartner Mitgefühl oder Mitleid ausdrücken, Verständnis bekunden oder Befürchtungen teilen. Für eine durch gegenseitiges Vertrauen ausgezeichnete, symmetrische Arzt-Patient-Beziehung ist die Verwendung von Empathieritualen sehr wichtig. Aufgrund von Näheängsten auf seiten der Ärzte werden Empathie-Rituale allerdings leider nur sehr selten verwendet. Dies liegt sicher auch daran, daß der Arzt dabei seine eigene Meinung durch Verwendung der ersten Person Singular kennzeichnen muß; eine neutrale Formulierung wie: »Man muß« ist nicht gut möglich. Einige Beispiele für Empathierituale sind:

»In diesem Punkt – bzgl. Ihrer starken Schmerzen – haben sie leider recht, ich kann dagegen zur Zeit aber auch nicht mehr machen«.

»Ja, das kann ich gut verstehen«.

»Ja, das ginge mir sicher genauso mit der Angst vor der Chemotherapie«.

»Ich denke, daß wir beide gemeinsam versuchen müssen, Ihre verständliche Angst unter Kontrolle zu bekommen«.

»Ich will nicht hoffen, daß die Schmerzen jetzt wieder schlimmer werden«.

»Ich kann mir gut vorstellen, daß Ihnen die Wunde noch sehr weh tut«.

»Ich bedaure sehr, daß es uns noch nicht gelungen ist, Ihnen in diesem Punkte weiterzuhelfen«.

Aus diesen Beispielen wird deutlich: Empathierituale erfordern sehr sensible Formulierungen, weil

➪   ein schmaler Grad zwischen alle Hoffnung nehmender Bestätigung z. B. eines ungünstigen Befundes und aufbauender Solidarität mit dem Patienten zu beschreiten ist,

➪   der Patient echtes Mitgefühl und belanglose Reaktionen des Arztes – zumindest unterbewußt – unterscheiden kann.

Die Angst mancher Ärzte, durch eindeutig bekundetes Verständnis für die Probleme des Patienten und Mitgefühl ihrer Rolle als omnipotenter Therapeut nicht gerecht zu werden, ist unangebracht. Nur wer dem Patienten deutlich machen kann, daß er ihn und seine Probleme versteht, kann in der weiteren Behandlung auch neue, positive Impulse geben. Die o. g. Beispiele für Empathierituale sollten deshalb mit einer zukunftsgerichteten Formulierung verbunden werden:

»Wir werden gemeinsam diesen Weg gehen, solange, bis Sie allein weitergehen können«.

»Ich sehe da für uns beide noch ein schweres Stück Arbeit vor uns, bis Sie wieder nach Hause können«.

»Ich hoffe genauso wie Sie, daß wir die Beschwerden bald wieder unter Kontrolle haben«.

Eine verbale Verständnisbekundung mit dem Leid der Patienten eröffnet also dem Arzt die Möglichkeit,

⇨   dem Patienten klarzumachen, daß er verstanden wird,
⇨   danach die gemeinsamen zukünftigen Wege zu beschreiben und den Patienten der weiteren Hilfe zu versichern.

Ärztliche Autorität kann nicht durch eine künstliche Distanz zum Patienten, die persönliche Anteilnahme des Arztes vermeidet, gesteigert werden. Betonung der Asymmetrie statt Nähe höhlt das Arzt-Patient-Verhältnis aus.

6.2.4   Unsicherheitsrituale

Sowohl auf non-verbaler wie auf verbaler Ebene finden sich Signale, mit denen Ärzte Unsicherheit ausdrücken, ohne daß sie diese gerne zeigen möchten. So kann die Aussage einer Visite durch gehäufte Verwendung von Unsicherheitsritualen für den Patienten letztlich beunruhigend werden. Zu ihnen gehört die Verwendung von »wir«-Formulierungen. Es ist z. B. an Sätze zu denken wie:

»Na, da müssen wir erst noch mal sehen«.

»Darüber müssen wir erst in Ruhe nachdenken«.

»Zu diesem Punkt müssen wir erst die weiteren Ergebnisse abwarten«.

»Da können wir heute noch nichts genaueres sagen«.

Auch folgende Sätze können Unsicherheit ausdrücken:

»Na, das wird schon«.

»Wollen wir mal sehen, wie sich das jetzt weiterentwickelt«.

»Das kriegen wir wohl schon wieder hin«.

Es ist sicher angezeigt, dem Patienten die Grenzen ärztlichen Handelns und medizinischer Möglichkeiten aufzuzeigen. Dies sollte allerdings nicht durch Unsicherheitsrituale geschehen, die den Patienten im unklaren lassen und die selbst keine neue Aussage enthalten. Besteht auf Seiten des Arztes z. B. wegen des weiteren Verlaufes einer Erkrankung, eines bestimmten Medikamentes oder eines wichtigen Befundes Unsicherheit, weil entweder zur Zeit noch keine Erkenntnisse vorliegen oder eine Erklärung nicht möglich ist, so sollte diese Unsicherheit auch eingestanden werden können. Die Visite wird dadurch nicht schlechter, und ein Arzt verliert nicht an Überzeugungskraft, wenn er im richtigen Moment feststellt:

»Ich kann Ihnen das nicht erklären«.

»Ich weiß im Moment auch nicht, warum sich Ihr Zustand wieder verschlechtert hat«.

»Ich muß zunächst nachlesen, bevor ich Ihnen zur weiteren Therapie mehr sagen kann«.

Ein unbeirrtes Festhalten an der Vorstellung ärztlicher Unfehlbarkeit wirkt in einem partnerschaftlichen Arzt-Patient-Verhältnis unaufrichtig; durch ein Bekenntnis zu den eigenen Grenzen kann der Arzt eine Diskrepanz zwischen Sein und Schein vermeiden.

6.3 Die Abschiedssequenz

6.3.1 Die vorgeschaltete Einleitung zum Abschiedsritual

Es hat sich in der Praxis bewährt, die Abschiedssequenz mit einem bestimmten Ritual einzuleiten, um aus ärztlicher Sicht das gewünschte Ende des Visitengespräches zu signalisieren. Gedacht ist dabei an flexibel zu Formulierendes:

>»Haben Sie nach dem bisher Gesagten noch irgendwelche Fragen?«

>»Kann ich Ihnen zu dem eben Erklärten noch weitere Fragen beantworten?«

>»Möchten Sie gern noch etwas mehr zu dem einen oder anderen Punkt erfahren?«

>»Sind irgendwelche Fragen auf Ihrer Seite offengeblieben oder aufgekommen?«

Dieses Ritual überfordert sicher einige Patienten, speziell, wenn sie damit zum ersten Mal konfrontiert werden. Es ist jedoch häufig so, daß sich bei den Patienten seit der letzten Visite am Vortage irgendwelche Fragen eingestellt haben, die bei der aktuellen Visite durch die Ausführungen des Arztes nicht beantwortet wurden. Da aber viele Patienten bei einem Visitengespräch sehr aufgeregt sind, vergessen sie leicht die entscheidenden und sie besonders interessierenden Fragen. Dieser Umstand erschwert die Arzt-Patienten-Kommunikation.

Etabliert man nun aber auf ärztlicher Seite das oben beispielhaft dargestellte Ritual am Beginn der Abschiedssequenz, so mögen die Patienten beim ersten Mal noch überrascht und deshalb »sprachlos« bzw. »fragenlos« sein. Wird dieses Ritual aber regelmäßig vorgetragen, werden die Patienten die sie interessierenden Fragen bis dahin aufsparen. Dies hat mehrere Vorteile:

▷   Die Konzentration des Patienten während der Visite wird nicht dadurch abgelenkt, daß dieser ständig daran denkt, noch die Frage

stellen zu müssen. So kann der Patient ruhig bis zu dem vorgegebenen Moment warten und muß nicht bemüht sein, in eine
Gesprächspause themeninadäquat hineinzufragen (siehe Seite 14).

➪   Der Arzt kann zusammenhängende Sachverhalte darstellen; der
Patient kann genau zu diesen seine direkten Fragen vorbringen.

➪   Die Aufmunterung zu weiteren Fragen vergrößert die Gesprächsanteile des Patienten und wirkt der asymmetrischen Gesprächssituation entgegen.

➪   Es hat sich in der Praxis gezeigt, daß sich Patienten viel häufiger in
die folgende Visite bei ihrem Bettnachbarn einschalten, wenn bei
ihnen selbst vorher nicht zu weiteren Fragen ermuntert wurde.

Nach anfänglichen Irritationen auf beiden Seiten ist es sehr wohl möglich,
durch dieses Ritual das Visitengespräch für Arzt und Patient klarer zu struk-
turieren, berechenbarer zu machen und zu entspannen.

6.3.2   Abschiedsrituale

Ebenso wichtig wie die Begrüßungs- sind die Abschiedsrituale am Ende der
Visite. In den von Haferlach und Rosumek aufgezeichneten Visiten ließ
sich ein auffälliger Umstand beobachten: Bei zwei Drittel aller Visitengespräche fehlte auf seiten des Arztes das Abschiedsritual. Dieser wendete
sich einfach dem nächsten Patienten zu, ohne mit Handschlag und zumindest einem kurzen »Auf Wiedersehen« das Ende der Visite bei diesem Patienten deutlich zu machen. Dagegen wurde weiterhin festgestellt, daß ein
Abschiedsritual am Ende der letzten Visite des jeweiligen Tages niemals
fehlte. Dies läßt sich wohl nicht nur zufällig oder durch fehlende Konzentration des Arztes erklären. Vielmehr scheint für viele Ärzte die Visite ein
turnusartiges Ganzes darzustellen; die Spannung wird über die gesamte Zeit
gehalten, und erst beim letzten Patienten ist die Visite auch für den jeweiligen Arzt beendet. Da man als Arzt also oft »vergißt«, sich in jedem Einzelfall von dem Patienten zu verabschieden, muß man sich immer wieder
zu einer eindeutigen Markierung des Visitenendes anhalten, damit

⇨   der Patient erkennt, daß jetzt aus ärztlicher Sicht alles gesagt ist,

⇨   der Patient sich nicht noch in die Visiten seiner Nachbarpatienten
mit einschaltet,

⇨   das Visitengespräch nicht ins Ungewisse entgleitet, sondern mit
einem verbalen Fixpunkt endet.

Es empfiehlt sich dabei, die Abschiedssequenz mit einer Perspektive zu ver-
binden, die dem Patienten deutlich macht, daß auch fernerhin von seiten des
Arztes an der Arzt-Patient-Beziehung festgehalten wird (unabhängig davon,
was gerade in der Visite an Unangenehmem besprochen wurde):

> »Also dann, auf Wiedersehen, bis morgen, wenn von Ihrer Seite
> nichts Besonderes mehr vorliegt«.

> »Ich sag erst einmal tschüß, wir sehen uns ja nachher beim Ultra-
> schall wieder«.

> »Auf Wiedersehen dann, falls Sie noch Probleme haben, kommen
> Sie doch heute nachmittag mit Ihrer Frau noch einmal ins Arztzim-
> mer, damit wir das besprechen können«.

Ein verbales Abschiedsritual sollte immer – analog zur Begrüßung – mit
einem Handschlag verbunden werden. Dadurch wird das Visitenende vom
Arzt aus zweifach markiert.

Sehr häufig kann man nach einem solchen eindeutigen Abschiedsritual
beobachten, daß die Patienten ihrem Abschiedsgruß einen Dank an den Arzt
(für die Visite) hinzufügen. So heißt es z. B.: »Auf Wiedersehen, Herr Doktor, und vielen Dank!«
Dies läßt einen als Arzt etwas verwundert aufmerken, da man eigentlich
davon ausgegangen war, daß man selbst etwas »Normales« getan hat; einen
direkten Dank des Patienten, z. B. gerade auch in Anbetracht einer Hiobs-
Botschaft, hatte man nicht gerade erwartet. Es sind in einem solchen Fall
verschiedene Reaktionen des Arztes möglich:

⇨   Er ignoriert den Dank verbal, läßt aber durch einen erneuten kurzen Blickkontakt erkennen, daß er ihn sehr wohl vernommen hat. Dies verhindert gleichzeitig, daß ein erneuter Einstieg in ein Gespräch nötig ist, und spielt den vom Patienten vorgebrachten Dank in akzeptabler Weise herunter.

⇨   Er antwortet ebenso kurz mit: »Na klar«; »Ist doch selbstverständlich« oder »Gern geschehen«.

⇨   Bei ganz devoten Patienten läßt sich auch eine bewußt unkomplizierte Argumentation vorbringen: »Wofür, sie haben ja mit Ihren Steuern mein Studium bezahlt!«

Längere Erklärungen über die ärztliche Pflicht zur Visite sind nicht notwendig.

6.4 Zusammenfassung: Die Visite

Die Visite stellt für den Patienten die wichtigste Gesprächsmöglichkeit mit dem Arzt dar. Der Patient erwartet in ihr Informationen zu seiner Krankheit, deren Therapie und Aussagen zum weiteren Procedere inklusive Entlassungstermin aus der Klinik. Um auf ärztlicher Seite dieser Bedeutung Rechnung zu tragen, sind verschiedene Punkte zu beachten:

⇨   Es sollte eine strikte Trennung von Kurvenvisite (auf dem Flur) und Patientengespräch (im Zimmer) erfolgen.

⇨   Die Stationsarztvisite ebenso wie die des Oberarztes und des Chefarztes sollten gezielt und synergistisch eingesetzt werden.

⇨   Nur der die visiteführende Arzt sollte sich mit dem Patienten unterhalten, so daß keine Diskussionsrunden entstehen.

⇨   Multidirektionale Äußerungen des Arztes, der den Patienten anspricht und die Schwester meint, sollten nicht erfolgen.

➪ Rituale in einer Visite stabilisieren deren Struktur und geben speziell für den Patienten aufgrund ihrer Berechenbarkeit Sicherheit.

➪ Das Visitengespräch muß mit einem Begrüßungsritual beginnen und mit einem Abschiedsritual enden. Beide Rituale erfordern zusätzlich – vom Arzt ausgehend – einen Handschlag.

➪ Beim Eingriff in die Privatsphäre sind Rituale ebenso obligat wie die regelmäßige Aufforderung an den Patienten, weitere Fragen zu stellen.

➪ In der Mittelphase des Visitengespräches sollten die den Patienten bestätigenden Rituale mit einer Zukunftsperspektive verbunden werden.

➪ Kurze, floskelhafte Einwürfe signalisieren eher, daß der Arzt nicht zugehört hat, als daß er ein symmetrisches Gespräch mit dem Patienten anstrebt.

➪ Empathierituale des Arztes erfordern ebenso wie Unsicherheitsrituale Formulierungen in der 1. Person Singular. So ermöglichen sie eine partnerschaftliche Arzt-Patient-Beziehung und sind deshalb hilfreich.

Nur wenn man als Arzt der Visite die gleiche hohe Bedeutung beimißt wie der Patient, sie als Basis einer befriedigenden Arzt-Patienten-Kommunikation versteht, schöpft die Visite ihre Möglichkeiten aus und erfüllt ihre Funktion. Gefordert sind vom Arzt deshalb eine klare Strukturierung des Visitengespräches und aktives Zuhören. Dies im täglichen Probieren zu erkennen und eine entsprechende Fähigkeit zu erlangen, sollen die hier gemachten Ausführungen erleichtern.

7. Das ärztliche Aufklärungsgespräch

> »Natürlich hat keiner der Ärzte meine Frage beantworten kön-
> nen, ob's Krebs is oder net. Die kleine Ärztin meinte nur (und
> nicht sehr überzeugend): ›Sehr wahrscheinlich ist es nicht!‹ ...
> Man hat uns gesagt, mein Befund wäre ›prächtig‹, aber das
> sagen sie allen Frauen, also hab ich Grund zum Zweifeln. ...
> Was wirklich mit einem los ist, sagt dir kein Arzt, auf dem
> Gebiet wird alles mit Schweigen bedeckt. Aber man kann die
> Schwestern ausfratscheln, ich war ziemlich hartnäckig.«
>
> (Maxie Wander)

7.1 Wahrhaftigkeit oder Verschweigen

Für die Ärzte stellt die Patientenaufklärung oft die schwerste Herausforderung ärztlichen Handelns dar. Nicht selten scheuen sie sich vor diesen
Gesprächen und vermeiden sie deshalb, soweit es geht. Hier ist nicht an
erster Stelle an solche Aufklärungsgespräche gedacht, die Patienten z. B.
mit einer Appendizitis, Pneumonie oder Hyperthyreose betreffen. Sicher
haben auch diese von der Diagnose her eher »einfacheren« Gespräche ihre
spezielle Problematik und bedürfen fachlicher und mentaler Vorbereitung
durch den Arzt. Viel schwieriger ist es hingegen, bei Patienten, die mit einer
neu entdeckten bösartigen Erkrankung konfrontiert werden sollen, den richtigen »Ton« zu treffen.

Dabei wird durch die Entwicklung der Medizin zu einer Geräte- und Labor-
medizin die Aufklärung des Patienten immer wichtiger. Sowohl vor komplizierten diagnostischen Eingriffen als auch bei der Erklärung von Dia-
gnosedaten, die durch die moderne Technik bereitgestellt werden, ist die
Aufklärungsfähigkeit des Arztes gefordert. Gerade aber durch die neuen
komplizierten Untersuchungsverfahren sind Klinikärzte während ihrer

Arbeitszeit zusätzlich mit dem Erlernen und der Anwendung dieser Techniken beschäftigt, so daß für ein – durch die auf diese Weise erhaltenen Ergebnisse notwendiges – Gespräch mit dem Patienten immer weniger Zeit bleibt.

Betrachtet man die bisher zum ärztlichen Aufklärungsgespräch erschienenen Veröffentlichungen, so fällt auf, daß in ihnen häufig mehr die juristische Seite des Gespräches als seine Bedeutung für das Arzt-Patienten-Verhältnis im Vordergrund steht. Sicher ist es legitim, sich als Arzt vor möglichen Regreßforderungen abzusichern; gleichwohl darf sich die Patientenaufklärung nicht auf die Erörterung möglicher Komplikationen beschränken. Auch eine theoretisch-anthropologische Sichtweise wird der täglichen Praxis eines Aufklärungsgespräches nicht allein gerecht. Der Patient erwartet nämlich zurecht, daß der Arzt ihm Hilfe und Zuwendung in einer für ihn (lebens-)bedrohlichen Situation anbietet. So muß sich verantwortungsvolles Handeln des Arztes gegenüber seinem Patienten auch daran messen lassen, inwieweit er sich bei der Vermittlung medizinischer Details und therapeutischer Möglichkeiten auf die spezielle Situation des Patienten einläßt. Folgende Vorteile lassen sich u. a. bei einer vollständigen Aufklärung des Patienten erwarten:

⇨   Bei größeren diagnostischen oder therapeutischen Eingriffen treten weniger Komplikationen auf.

⇨   Die Compliance des Patienten steigt mit dem Grad seiner Informiertheit.

⇨   Der Patient kann sich nach stationärer Entlassung gesundheits- bzw. krankheitsbewußter verhalten.

⇨   Informierte Patienten liefern später bessere Anamnesen und Symptombeschreibungen.

⇨   Die aufgeklärten Patienten können die erneute Notwendigkeit eines Arztbesuches besser einschätzen.

In diesem Kapitel werden deshalb erstmals – auch im Interesse der Patienten – Hinweise gegeben, die die Kenntnisse des Arztes über Aufklärungs-

gespräche erweitern und ihre »Technik« verbessern. Es gilt dabei besonders, die einzelnen Schritte oder »Stufen« eines solchen Gespräches bei
Patienten mit malignen Erkrankungen zu berücksichtigen. Diese Anregungen sind mit Einschränkungen analog auch auf andere Arten von Aufklärungsgesprächen zu übertragen. Je einfacher der zu vermittelnde Sachverhalt ist, um so weniger detailliert ist letztlich das hier vorgegebene Schema anzuwenden. Jedem Leser wird rasch deutlich werden, auf welche Unterpunkte ggfs. verzichtet werden kann. Dies setzt allerdings die Beherrschung
des Gesamtkonzeptes voraus.

Bei einem Aufklärungsgespräch scheint es – in Anbetracht der vielen Patienten, die man zu beraten hat – für viele Ärzte alternativ nur zwei Wege
zu geben: alles zu sagen oder nur das Notwendigste preiszugeben und die
tatsächliche Wahrheit zu verschweigen. Bei diesen Möglichkeiten ziehen
viele Mediziner die letztere vor, weil sie für den Arzt weniger belastend
erscheint und üblicherweise weniger Zeit kostet. Eine Frage nicht umfas-
send zu beantworten, erspart weitere Fragen und Erklärungen und somit
»Arbeitszeit«. Dies wird z. T. auch für den Patienten als die scheinbar scho-
nendere Art angesehen; sie kann aber zu Widersprüchen führen: Wenn z.B.
der Stationsarzt im Rahmen seiner Aufklärung die tatsächliche Diagnose
und ihre für den Patienten unangenehmen Konsequenzen verschweigt, ist
es sehr wohl möglich, daß dieser die Schwestern oder vielleicht die Krankengymnastin nach weiteren Informationen fragt. Sind diese über den Grad
der Aufklärung nicht genau informiert oder versprechen sich aus Versehen,
ist die Vertrauensbasis zwischen Patient und Arzt grundlegend gestört.

Dabei wird seit langem in ärztlichen Kreisen die Frage diskutiert, ob man
einem Patienten im Falle einer ungünstigen Prognose die ganze Wahrheit
überhaupt zumuten darf und kann. Immer wieder wird als Argument auch
die eigene »Erfahrung« mit einbezogen: »Wenn ich Krebs hätte, würde ich
das auch nicht oder zumindest nicht mit allen Konsequenzen wissen wollen«.

Dieses Feststellung ist aus verschiedenen Gründen nicht akzeptabel:

⇨   Erstens läßt sich die Reaktion des Patienten in solchen Grenzsituationen des menschlichen Lebens und Erlebens überhaupt nicht prospektiv voraussagen. Die tägliche ärztliche Praxis beweist das immer wieder: Scheinbar »schwache« Patienten mobilisieren ungeahnte Reserven; vorher »Starke« verlieren ihre Stabilität angesichts – medizinisch gesehen – harmloser Komplikationen. Wichtiger wäre, sich als Arzt die Frage zu stellen: Wieviel Wahrheit kann ich diesem speziellen Patienten zumuten?

⇨   Zweitens muß ethisch einwandfreies Handeln des Arztes sich auch an der Frage messen lassen: Wieviel Wahrheit kann ich mir selbst in diesem Einzelfall zumuten?

Verzichtet man vielleicht auf eine vollständige Aufklärung, um mit den nachfolgenden Problemen des Patienten nicht belastet zu werden? Verlagert man die Problematik deshalb ganz bewußt auf andere Aspekte, verschärft die Asymmetrie im Gespräch, um die für einen selbst schwierige Situation zu mildern oder zu umgehen?
Es sollte für die Mediziner von heute ein alarmierendes Zeichen sein, daß viele Patienten eigentlich schon primär davon ausgehen, daß der Arzt sie bei der Aufklärung belügt oder zumindest nicht alles sagt. Nicht selten artikulieren Patienten ihre Skepsis in dieser Richtung.

Nur wenn man sich diese Aspekte ehrlich vor Augen führt, hat ein Aufklärungsgespräch auch eine Chance, für beide Teilnehmer erträglich und »erfolgreich« abzulaufen. Es sind sicher Situationen denkbar, in denen dem Patienten die ganze Wahrheit noch nicht zugemutet werden kann. Gefordert ist dann aber eine uneingeschränkte Wahrhaftigkeit auf seiten des Arztes. Nur sie ermöglicht dem Patienten eine weitere Selbstbestimmung.

Manche Ärzte meinen darüber hinaus, daß sie die Unwahrheit oder »nicht die ganze Wahrheit« so geschickt vermitteln können, daß sie dem Patienten glaubwürdig erscheint. Dies ist sicher ein Trugschluß. Es ist nämlich viel wahrscheinlicher, daß der Patient doch »alles« gehört hat, auch wenn nicht alles gesagt wurde. Vielleicht läßt sich der Arzt eher von der Reaktion des Patienten täuschen als dieser sich von ihm. Diese Fähigkeit, gerade nichtgesagte Aspekte zu hören, läßt sich z. B. auch bei einer Erkrankung aus dem neurologischen Gebiet beobachten: Es handelt sich um Phänomene bei Patienten mit Aphasie.

Je nachdem, welcher Teil des Gehirns geschädigt ist, lassen sich eine motorische, sensorische, amnestische und globale Aphasie unterscheiden. Hier soll es speziell um Patienten mit sensorischer Aphasie gehen. Bei ihnen ist es zu Läsionen im Schläfenlappen der dominanten Hirnhemisphäre gekommen, was zu einem gestörten Sprachverständnis führt. Dabei ist allerdings die spontane Sprache kaum gestört, Sprachmelodie und Artikulation sind meist gut erhalten. Die Sprachproduktion ist sogar bisweilen überschießend und bringt Wortneubildungen (Neologismen) und Wortdeformierungen (Paraphasien) hervor. Von wichtigen Beobachtungen bei einer Gruppe solcher Patienten berichtet Sacks:

Seine Patienten mit schwerer sensorischer Aphasie sahen eine Rede des Präsidenten der USA im Fernsehen, die sie zu wahren Lachkrämpfen, z.T. auch zu nachdenklichem Stirnrunzeln veranlaßte.

Sacks erklärt die Reaktion der Patienten so: Er habe häufig das Gefühl, man könne einen Aphasiker nicht anlügen: »Er versteht die Worte nicht und kann also auch nicht durch sie getäuscht werden, aber das, was er versteht, versteht er mit unfehlbarer Präzision: den körperlichen Gesamteindruck, der die Worte begleitet, jene totale, spontane, unwillkürliche Ausstrahlung, die niemals simuliert oder gefälscht werden kann, wie es bei Worten nur allzu leicht der Fall ist«. Sacks vergleicht das Verständnis der Aphasiker mit dem sehr guten »Sprachverständnis« von Hunden und zitiert Nietzsche: »Man lügt wohl mit dem Mund, aber mit dem Maule, das man dabei macht, sagt man doch die Wahrheit«. Die lachenden und die nachdenklichen Patienten erkannten sehr deutlich die leeren Worthülsen und »Unwahrheiten« in der Rede des Präsidenten, und auf diese reagierten sie adäquat.

Diese hier mitgeteilte Erkenntnis läßt sich auf das ärztliche Sprechen im Aufklärungsgespräch übertragen:

Manche Ärzte versuchen in einem Aufklärunggespräch, dem Patienten die volle Wahrheit vorzuenthalten. In dem Moment, wo eigentlich der entscheidende Aspekt mitzuteilen wäre, wird z. B. unmotiviert das Thema gewechselt und so die Wahrheit umgangen. Hinzu kommt, daß durch die Verwendung medizinischer Fachausdrücke und eine für den Patienten ganz unübliche Sprachgestaltung dieser zusätzlich Schwierigkeiten hat, den Arzt zu verstehen. Dabei reicht in einem einfachen Satz ein einziges Wort, um den Patienten sprachlich zu verunsichern: »Ihre Herzbeschwerden können noch zum Problem werden. Wir nehmen an, daß die fatale Ursache in einer Stenose eines Herzkranzgefäßes liegt«. So wird der Patient vor dem sprechenden Arzt im zweifachen Sinne zum sensorischen Aphasiker. Er »bemerkt«, daß der Arzt z. B. in einem Aufklärungsgespräch nicht die Wahrheit spricht und kann zusätzlich die Bedeutung einiger Fremdworte nur erahnen. Dies ist Ärzten sehr wohl aus ihrer Praxis geläufig: Man hat zwar nicht die (volle) Wahrheit gesprochen, doch der Patient hat irgendwie »gemerkt«, wie es um ihn steht.

Wenn also Patienten bei komplizierten Gesprächen mit dem Arzt zum sensorischen Aphasiker werden können und deshalb auch die oben beschriebenen Kompensationsmechanismen entwickeln, ist dies ein weiterer Grund, im Arzt-Patienten-Dialog von vorneherein die Wahrheit zu sagen.

Gefordert ist deshalb eine neue Ehrlichkeit und Wahrhaftigkeit des Arztes, der nur dann etwas verschweigt, wenn der Patient dies ausdrücklich wünscht. Das heißt für den Arzt aber auch, aktiv über jene Schwelle hinauszugehen, wo die Wahrheit nur dann gesagt wird, wenn der Patient sie vehement einklagt.

Dies ist sicher leichter gesagt als ausgeführt. Dabei fehlt es ja nicht an der fachlichen Kompetenz der Ärzte, ein offenes Aufklärungsgespräch zu führen. Ihnen mangelt es vielmehr an eigenen Möglichkeiten, mit diesen schwierigen Wahrheiten umzugehen, und zusätzlich an Hilfestellung zum Aufbau eines solchen Gespräches.

Um diesem Umstand abzuhelfen, ist dieses Kapitel geschrieben worden. Es soll

⇨   die bestmöglichen äußeren Umstände für ein solches Gespräch darstellen,

⇨   erstmals ein klares sprachliches Konzept für ein Aufklärungsgespräch an die Hand geben,

⇨   Mut zur Wahrheit machen und damit dem Arzt nach intensiver Durcharbeit des Kapitels ein sicheres Auftreten gegenüber seinen Patienten – speziell mit malignen Erkrankungen – ermöglichen,

⇨   helfen, ein Aufklärungsgespräch als ein therapeutisches Gespräch zu verstehen und so eine belastungsfähige Basis für das zukünftige Arzt-Patienten-Verhältnis zu legen,

⇨   und somit letztlich dem Patienten die Möglichkeit eröffnen, bei voller Selbstbestimmung eine eigene und belastbare Einstellung zu seiner Erkrankung, deren Therapie und möglicherweise auch zu seinem begrenzten, verbleibenden Leben und zu seinem Tod zu finden.

7.2   Zeitpunkt und Ort für ein Aufklärungsgespräch

Ein Aufklärungsgespräch sollte mit einem Patienten erst für den Zeitpunkt anberaumt werden, an dem alle notwendigen Informationen – aus der Anamnese, dem Labor, der Röntgenabteilung oder auch der Pathologie – schriftlich vorliegen. Kein Aufklärungsgespräch kann auf diese »harten« Fakten verzichten. Das Fehlen von Informationen macht nicht nur die nachfolgende Argumentation unglaubhaft bzw. unmöglich; es würde dem Arzt auch erlauben, wegen noch fehlender Details »mit der ganzen Wahrheit hinter den Berg zu halten«. Diese Strategie sollte nicht verfolgt werden, sie erleichtert das Gespräch nur scheinbar und kurzfristig.

Da man im Rahmen der Diagnostik üblicherweise ziemlich genau denjenigen Tag fixieren kann, an dem alle notwendigen Informationen vorliegen werden, läßt sich mit dem Patienten schon im Vorhinein ein Termin für ein

Aufklärungsgespräch vereinbaren. Diese Terminabsprache hat verschiedene Vorteile:

⇨   Der Patient kann sich ggfs. mit seinen Angehörigen zeitlich auf diesen Termin einstellen.

⇨   Ihm wird dadurch klar, daß endgültige (positive oder negative) Aussagen vorher nicht zu erwarten und somit auch nicht zu erfahren sind.

⇨   Die Angst vor dem »ungünstigen« Ergebnis jeder einzelnen Untersuchung wird reduziert.

⇨   Der Arzt kann in seinem Tagesablauf für dieses Gespräch genügend Zeit einplanen.

Gleichwohl bleibt für den Patienten die große Angst vor diesem »alles entscheidenden« Gespräch, die sich mit dem Wissen um diesen festen Termin natürlich noch steigern kann. Dennoch hat sich eine solche für alle Beteiligten einsichtige Planung im klinischen Alltag bewährt.

Das Aufklärungsgespräch sollte in einem Raum der Klinik bzw. Arztpraxis stattfinden, der dem Patienten schon durch die vorhergehenden Begegnungen – z. B. bei der Anamneseerhebung – bekannt ist. Es ist unbedingt darauf zu achten, daß der Arzt nicht durch ein Telefongespräch, seinen Pieper oder andere Zwischenfragen durch Schwestern, Arzthelferinnen oder andere Patienten gestört wird. Dies ist im Krankenhaus bisweilen schwer zu gewährleisten und bedarf deshalb vorausschauender Planung. Dem Patienten sollte ggfs. gestattet werden zu rauchen, eine Tasse Kaffee oder Tee zu trinken.

Auch wenn der Arzt den Patienten an demselben Tage schon mehrfach gesehen und gesprochen hat, ist eine persönliche Begrüßung mit Handschlag und eindeutigem Begrüßungsritual (s. Kap. 6.1) notwendig. Dies gilt ebenso für alle weiteren Gesprächteilnehmer; auch für diese steht der Arzt mit seinem zu diesem Zeitpunkt unabweislichen Informationsvorsprung im Mittelpunkt des weiteren Gespräches.

7.3   Gesprächsteilnehmer

Neben dem Termin für ein Aufklärungsgespräch bedarf auch die Festlegung weiterer Gesprächsteilnehmer einer vorherigen Klärung zwischen Arzt und Patient. Zunächst sei festgestellt, daß derjenige Arzt das Aufklärungsgespräch führen sollte, der später gemeinsam mit dem Patienten auch die Konsequenzen, z. B. bei der Therapie, zu tragen hat.

Es ist sicher denkbar und auch häufig üblich, daß der Arzt sich nur mit seinem Patienten zusammensetzt. Handelt es sich um relativ unkomplizierte Gesprächsinhalte, ohne daß eine maligne Erkrankung vorliegt, ist dies auch akzeptabel. Doch schon bei Ratschlägen für die weitere Lebensführung, z. B. bei Infarktpatienten, Diabetikern oder Alkoholkranken, ist ein Gespräch ohne die Angehörigen des Kranken nicht sinnvoll. Dies gilt umso mehr bei bösartigen Erkrankungen. Es empfiehlt sich deshalb dringend, dem Patienten vorzuschlagen, seinen Ehe- bzw. Lebenspartner zu diesem Gespräch mitzubringen. Das läßt sich bei älteren Patienten auch auf die Kinder oder ggfs. andere nahe Verwandte ausweiten, die für die weitere Versorgung des Kranken eine wichtige Funktion haben können. Eine so erweiterte Zahl der Gesprächteilnehmer hat für den Patienten wie für den Arzt verschiedene Vorteile:

⇨   Komplizierte medizinische Sachverhalte werden allen später davon Betroffenen vom Arzt erklärt. Die Angehörigen sind somit nicht auf eine »Nacherzählung« des Patienten angewiesen, die naturgemäß viele Fragen offenläßt.

⇨   Alle Beteiligten sind gleichermaßen über die Bedeutung der Krankheit informiert: Der Patient weiß, daß seine Angehörigen nicht mehr wissen als er selbst. Diese haben gehört, was dem primär Betroffenen mitgeteilt wurde. So wird auch innerfamiliär später ein offenes und ehrliches Gespräch ermöglicht.

⇨   Gemeinsam zu erörternde Fragen aus der Sicht des Patienten und seiner Angehörigen können sofort gestellt werden.

⇨   Der Arzt gewinnt nicht nur einen Eindruck von der Reaktion des

Patienten auf die Diagnosestellung, sondern auch von den Angehörigen. Auf diese Weise ist ihm eine Bewertung der innerfamiliären Situation und ihrer Tragfähigkeit möglich.

▷ Meist unzutreffenden – wenn auch verständlichen – Schuldzuweisungen zwischen Patient und Angehörigen kann von vorneherein entgegengetreten werden.

Möglicherweise möchte auch der Arzt weitere Teilnehmer zu dem Gespräch hinzuziehen. Zu denken ist dabei an folgenden Personenkreis:

▷ andere Ärzte der Station, damit im weiteren Verlauf der Behandlung »mit einer Stimme« gesprochen werden kann;

▷ eine Schwester oder einen Pfleger der Station, damit auch im Pflegebereich bekannt ist, inwieweit der Patient aufgeklärt ist. Dies ermöglicht für alle ein Arbeiten »mit offenem Visier« und erspart den Schwestern das Problem, so tun zu müssen, als wüßten sie nichts. Außerdem weiß der Patient, wer alles informiert ist;

▷ den Seelsorger der Klinik, falls der Patient in dieser Richtung einen Wunsch äußert und ggfs. nach der Entlassung eine Gemeindeschwester hinzugezogen werden soll;

▷ den Klinikpsychologen, der die weitere stationäre Behandlung des Patienten begleiten soll;

▷ die Sozialarbeiterin oder den Sozialarbeiter, um bei größeren Problemen schon frühzeitig für die häusliche Versorgung Regelungen treffen zu können;

▷ die Krankengymnastin, wenn sie im Verlauf der Therapie für die weitere Mobilisierung des Patienten von Bedeutung ist.

Es ist nach dem eben gesagten offensichtlich, daß in Einzelfällen wohl bis zu zehn Personen teilnehmen könnten. Alle sollten allerdings erst nach Rücksprache mit dem Patienten zum Gespräch gebeten werden. In besonderen Fällen muß aber im Interesse einer intakten Arzt-Patient-Beziehung dem Zweiergespräch der Vorzug gegeben werden. Auch gilt es abzuwägen, daß ein Gespräch, zu dem viele Personen hinzugezogen werden, für den

Patienten und für den Arzt sehr viel anstrengender sein kann. Die Zahl der Teilnehmer hat darüberhinaus einen Einfluß auf die Länge des Gespräches.

7.4   Zeitliche Länge des Aufklärungsgespräches

Eine verbindliche Aussage zur zeitlichen Länge eines Aufklärungsgespräches zu machen ist nicht möglich, weil

⇨   jeder Arzt und jeder Patient anders spricht bzw. fragt,

⇨   jede Erkrankung eines anderen Gesprächsverlaufes bedarf,

⇨   bei schwierigen Zusammenhängen vieles mit anderen Worten wiederholt werden muß,

⇨   die Länge des Gespräches nicht für seine Qualität stehen kann,

⇨   nichts weniger berechenbar ist als ein solches Gespräch.

Darüber hinaus sind zwei wichtige Fragen zu klären:

⇨   Wie lange ist der Patient wirklich konzentriert und kann komplizierte und ihn bedrohende Sachverhalte aufnehmen?

⇨   Wie lange kann der Arzt seinem Konzept folgen und den Gesprächsfaden in den Händen behalten, ohne selbst seine Konzentration zu verlieren?

So lassen sich wegen der genannten Unwägbarkeiten nur einige Hinweise geben:

⇨   Das unten vorgegebene Gesprächskonzept bei Aufklärungsgesprächen für Patienten mit malignen Erkrankungen läßt sich nicht in weniger als 30 Minuten erfüllen.

⇨   Nach eigener Erfahrung sind Gespräche, die länger dauern als 60 Minuten, für alle Teilnehmer nicht mehr konzentriert möglich.

⇨   Ggfs. muß ein vorläufiger Schlußpunkt gesetzt und am nächsten Tag ein erneuter Termin vereinbart werden.

⇨ Ein Gespräch wird zwar länger, aber auch bedeutend einfacher, wenn es gelingt, einen Dialog zu etablieren. Deshalb sollten Initiativen des Patienten nicht vom Arzt unterbrochen werden.

⇨ Der Arzt sollte nicht unter Zeitdruck dauernd auf seine Uhr sehen; ist dies gegen Ende der eingeplanten Zeit unumgänglich, so muß dies während eines Sprechanteils des Arztes und nicht des Patienten erfolgen.

Es sollten also für ein Aufklärungsgespräch mindestens 30, eher aber 60 Minuten eingeplant werden; unter Zeitdruck können Arzt und Patient keine gemeinsame Basis für ihre zukünftige Zusammenarbeit finden.

7.5 Feingliederung des Aufklärungsgespräches

Bei dem folgenden Vorschlag für den inneren Aufbau eines Aufklärungsgespräches werden die einzelnen Unterpunkte in ihrer zeitlichen Abfolge dargestellt, ihre Bedeutung im Gesamtzusammenhang erläutert und auf spezielle Probleme an jeder Stelle des Gesprächsablaufes hingewiesen. Die Feingliederung ermöglicht für die Praxisanwendung eine rasche Orientierung; eine Kontrolle des vorgegebenen Ablaufs durch den Arzt ist empfehlenswert.

Der grundlegende Gesprächsaufbau im Großen läßt sich so beschreiben, daß zunächst von einem übergeordneten Ganzen bzw. dem Allgemeinen ausgegangen wird (Beschwerden des Patienten). Schrittweise nähert sich die »Beweisführung« dem Speziellen (Diagnose), um danach wieder in einen Gesamtzusammenhang zurückzuführen und neue Perspektiven zu eröffnen (Therapie und Prognose). Der Endpunkt liegt dabei durch eine spiralförmige Argumentationskette und das in ihr klar eingeordnete spezielle Problem »über« dem Ausgangspunkt.

Diesem Konzept gemäß soll jetzt die Feingliederung eines Aufklärungsgespräches dargestellt werden.

7.5.1 Einführung zum erwarteten Ablauf des Gespräches

Wir gehen davon aus, daß die o. g. Vorbedingungen für ein Aufklärungsgespräch betreffs Zeit, Raum und Teilnehmersetting geregelt sind. Auch die Begrüßung hat stattgefunden. Es ist jetzt dem Arzt überlassen, den Gesprächsanfang zu markieren.

Dies geschieht am besten mit einer kurzen Einführung zum erwarteten Gesprächsverlauf. Der Arzt sollte darauf hinweisen, daß man sich für diesen Tag zu einem Gespräch verabredet habe, um über die Probleme, die den Patienten belasten – unter Zuhilfenahme der jetzt vorliegenden medizinischen Erkenntnisse – zu sprechen. Der Arzt sollte folgende Gesprächsstruktur erläutern:

⇨   Er möchte zunächst zusammenhängend aus seiner Sicht die Dinge schildern.

⇨   Der Patient oder auch die Angehörigen dürfen allerdings jederzeit dazwischenfragen, falls etwas unverständlich ist, und

⇨   ansonsten bleiben auch am Ende der Erklärungen des Arztes genug Zeit für Fragen.

Nach dieser Erklärung der »Spielregeln« fällt es dem Arzt gemeinhin schwer, den Einstieg in die Probleme dieses speziellen Patienten zu finden. Auch für den Kranken ist bis jetzt ja alles sehr abstrakt und neutral gewesen. Am besten ergibt sich eine gemeinsame Basis, indem man auf Erkenntnisse des Anamnese- oder Visitengespräches Bezug nimmt.

7.5.2 Rückgriff zum Ich-Bezug des Patienten und seinen in der Anamnese und Visite geschilderten Beschwerden

Dieser Rückgriff sollte auf ein für alle Beteiligten gut erinnerliches Ereignis erfolgen. So läßt sich z. B. beginnen mit:

»Als Sie vor sechs Wochen diese Schmerzen im Rücken bekamen..«.

»Nachdem Sie im Juni merkten, daß Sie körperlich nicht mehr belastbar waren..«.

»An dem Tag, als Sie wegen der Schwellung zum Hausarzt gingen..«.

»Sie haben neulich in der Visite geschildert, wie dieser Druck beim Luftholen sehr stark geworden war..«.

»Ich erinnere mich, wie Sie davon sprachen, daß Sie starkes Nasenbluten hatten.«.

»Nun sagten Sie ja, daß der Husten seit etwa 2 Monaten immer stärker geworden sei..«..

Durch einen solchen Einstieg gelingt es,

➪   dem Patienten Sicherheit zu vermitteln, da er diese hier wiedergegebenen Fakten schon kennt,

➪   zu zeigen, daß man (für den Patienten) wichtige Einzelheiten aus der Anamnese oder Visite behalten hat und auch für entscheidend hält,

➪   durch ihre spezifische Auswahl schon eine Richtung für das ganze Gespräch und letztlich für die Diagnose vorzugeben, wenn der Patient sie auch noch nicht erkennen kann.

Es ist allerdings dabei nicht das Ziel, erneut in die Vorgeschichte einzusteigen, vielmehr müssen diese herausgegriffenen Beschwerden aus ärztlicher Sicht gewichtet und erklärt werden.

7.5.3   *Einordnung in medizinische Details und vorläufige Erklärung der Beschwerden*

Die vorläufige Erklärung der Beschwerden muß bewußt einfach konzipiert werden, da jetzt erstmalig medizinisches Fachwissen vermittelt wird. Das erfordert kurze Sätze, Verzicht auf Fremdworte und sehr enge Abstimmung mit den verbalen und non-verbalen Reaktionen der anderen Gesprächsteilnehmer. Dies gelingt leichter, wenn man die angegebenen Symptome an bestimmte im Rahmen der Diagnostik abgelaufene Untersuchungen koppelt. Man kann also z. B. Bezug nehmen auf eine Lungenspiegelung, eine Knochenmarkpunktion oder auch einen bei der körperlichen Untersuchung aufgefallenen Befund. So lassen sich die als Einstieg gewählten speziellen Beschwerden des Patienten unter Zuhilfenahme der Ergebnisse der letzten Untersuchungen erklären. Es entstünde z. B. die Reihenfolge:

Husten – Bronchoskopie – Veränderungen im Bronchiengewebe

Druck beim Schlucken – Lymphknoten zu tasten und Probeentnahme – Veränderungen an diesem entnommenen Lymphknoten

Kopfschmerzen – Augenspiegelung – Veränderungen an Augenhintergrund/Netzhaut

Diese Argumentationskette läßt sich in wenigen Sätzen darstellen und kann auf die Diagnose bzw. die Erklärung, daß es sich um einen bösartigen Prozeß handelt, zunächst verzichten. Wichtig ist vielmehr, daß sich für den Patienten eine Folgerichtigkeit zwischen (einem Teil seiner) Beschwerden, einem besonderen Unterpunkt der körperlichen Untersuchung bzw. Diagnostik und dem jetzt zu besprechenden Ergebnis dieser Maßnahmen ergibt.

7.5.4 *Kurzer Widerspruch zum Kausalitätsdenken des Patienten*

Aus der dem Arzt geläufigen Vorgeschichte ist im allgemeinen bekannt, daß der Patient für die bei ihm beobachteten Symptome eine Erklärung hat. Wir sprechen deshalb von einem Kausalitätsdenken oder auch Kausalitätsbedürfnis des Patienten. Diese vom Kranken angebotenen »Hilfestellungen« bei der Diagnosefindung müssen sehr wohl beachtet werden. Es ist jedoch häufig schnell klar, daß es sich um reine Konstrukte handelt. Wenn auch der Widerspruch zum Kausalitätsdenken des Patienten nach der Diagnosemitteilung erneut deutlich vorgetragen werden muß, so kann man schon zu diesem Zeitpunkt des Gespräches einen ersten Vorstoß unternehmen.

Man erreicht damit,

▷   daß die Tatsachen und nicht die Konstrukte des Patienten in den Vordergrund treten,

▷   daß durch die Widerlegung dieser Erklärungsmodelle der Patient für das weitere Gespräch freie »Valenzen« erhält,

▷   daß klar wird, wo der Arzt Ursachen vermutet bzw. eben nicht vermutet.

Mit dem Ende dieser Sequenz ist jetzt die erste »Spiralwindung« auf dem Weg zur Diagnose durchlaufen; im nächsten Schritt ist es notwendig, das bisher nur kurz Angerissene zu vertiefen, um am Ende die Diagnose benennen zu können.

7.6   Genaue Analyse der Beschwerden und schrittweise Erläuterung ihrer Bedeutung aus medizinischer Sicht

Es wird zunächst wiederum detailliert auf die vom Patienten geklagten Beschwerden Bezug genommen. Im einzelnen werden diese erwähnt und erklärt, Wortwiederholungen zum kurz vorher Gesagten sind zu vermeiden. Es ist allerdings immer noch besser, wenn der Patient den Eindruck hat, dies alles schon gehört zu haben, als daß er bei einmaliger Darstellung die entscheidenden Punkte »überhört« hat. Zur Erläuterung und Einordnung sind die im Rahmen der Diagnostik verwendeten Verfahren argumentativ heranzuziehen. Jedes Verfahren und sein Ergebnis müssen gewichtet und erklärt werden. Dabei sollte auf aufwendige invasive Methoden auch dann eingegangen werden, wenn diese kein weiterführendes Ergebnis erbracht haben. Es wird dem Patienten damit auch »Rechenschaft« über den (Irr-)Weg der Diagnostik abgelegt.

Handelt es sich um eine bösartige Erkrankung, so sind z. B. die entscheidenden Daten aus der Untersuchung von entnommenen Gewebeproben zu erwarten. Es ist dabei für den Patienten nicht möglich, die Bedeutung eines Befundes richtig zu gewichten, wenn man ihn über die normale »Zusammensetzung« z. B. des Blutes oder Knochenmarkes oder die Bedeutung eines Lymphknotens im unklaren läßt.

So muß also z. B. zuerst erklärt werden, daß man zwischen weißen und roten Blutkörperchen sowie Gewebsplättchen unterscheiden kann; die Funktion und vielleicht auch ihre normale Anzahl sollte erwähnt werden. Die medizinischen Einzelheiten können nicht einfach genug dargestellt werden, Fremdworte dürfen in dieser detaillierten Annäherung keine Rolle spielen. Da sie allerdings später nicht zu vermeiden sind, empfehlen sich z. B. redundante Formulierungen wie:

> »Bei Ihnen sind die weißen Blutkörperchen, das sind die Leukozyten,.«.

oder

> »Nun kommt das Nasenbluten häufig daher, daß die Anzahl der Thrombozyten, das sind die Zellen, die für die Blutgerinnung mit verantwortlich sind, sich verringert hat..«..

Ordnet man nun das »Normale« als unauffällig ein, so kann man davon den pathologischen Befund, der bei diesem Patienten vorliegt, kontrastiv absetzen. Dabei läßt sich in der ersten Stufe z. B. sagen:

> »Wir haben nun bei Ihnen bei den weißen Blutkörperchen Zellen gefunden, die da nicht hingehören..«.

oder

> »Bei der Probe, die wir aus der Luftröhre entnommen haben, haben wir unter dem Mikroskop Zellen gesehen, die nicht normal sind«.

Erst nach einem erneuten Zwischensatz zur diagnostischen Methode und ihrer Wertigkeit, z.b. auch einen Hinweis zur unzweifelhaften Sicherheit des Untersuchenden (Pathologe, sonografierender Arzt), kann im nächsten Schritt von einer bösartigen Erkrankung gesprochen werden. Spätestens jetzt kommt von vielen Patienten eine Zwischenfrage, mit der sie das sowieso schon Vermutete bestätigt haben wollen bzw. am liebsten weit von sich gewiesen hätten:»Ist das Krebs, Herr Doktor?« Diese Frage ist für den Patienten existentiell, er hat allen Mut zusammengenommen, um sie zu stellen und erwartet in der Antwort eine schicksalsentscheidende Klarheit. Es ist deshalb m. E. nicht akzeptabel, diese Frage unbeantwortet zu lassen oder zu reagieren, indem man abwiegelt (»So läßt sich das nun auch nicht sagen, Herr ..«.). Vielmehr bedarf diese »Gretchenfrage« einer eindeutigen Antwort.»Ja« oder eben »Nein«. Gleichzeitig muß allerdings im nächsten Satz eine Einschränkung und Spezifizierung folgen wie z. B.:

> »Ich verwende den Begriff Krebs allein, so ohne weitere Erklärungen, nicht sehr gern, weil es hunderte von verschiedenen bösartigen Erkrankungen gibt, von denen man durch die heutige Medizin schon viele heilen kann, so daß ich Ihnen jetzt lieber genau den Namen Ihrer Krankheit nennen möchte, damit wir uns weiter nur über diese Erkrankung und die Konsequenzen für Sie unterhalten können. Ein Begriff wie »Krebs« verwirrt nur und hilft uns beiden nicht weiter«.

Wir kommen jetzt zum speziellsten Punkt im gesamten Verlauf der Aufklärung. Alles bisher Unternommene, jede Untersuchung und alle Fragen führen letztlich zu diesem Moment hin, in dem der Patient mit seiner Erkrankung und ihrer Bezeichnung direkt konfrontiert werden muß.

7.7   Die Diagnose und ihre Konsequenzen

Um den ungenauen und wenig hilfreichen Kurzterminus »Krebs« auszuschalten, sollte jetzt die Erkrankungsentität benannt werden. Auch dabei sind Fremdwörter erst durch Kombination mit einem deutschen Terminus einzuführen.

> »Nach allen unseren Ergebnissen haben Sie einen »Blutkrebs«, man nennt dies auch Leukämie«.

> »Man nennt die bei Ihnen vorliegenden Erkrankung Lymphdrüsenkrebs, wir sagen in der Medizin auch Morbus Hodgkin dazu«.

Da diese Worte nicht geläufig und für die meisten Patienten in dieser Extremsituation auch nicht zu behalten sind, sollte die lateinische Bezeichnung vom Arzt niedergeschrieben werden. Der Zettel kann dann dem Patienten am Ende des Gespräches mitgegeben werden.

Spätestens jetzt ist für den Kranken jede Hoffnung auf eine gutartige Erkrankung zerstört; es ist deshalb dieser Punkt des Gespräches meist auch der schwierigste, für den Patienten ebenso wie für den Arzt; nicht selten sitzt man einem weinenden Patienten gegenüber. Es empfiehlt sich daher, gerade für diesen Moment verschiedene Alternativen der weiteren Gesprächsausrichtung parat zu haben.

Zunächst ist es besonders wichtig, nicht zu versuchen, diese schwierige Phase der Aufklärung durch rasches Themenwechseln, irgendwelche Übersprungshandlungen oder banale Sätze wie: »Na, das wird schon wieder« zu verharmlosen bzw. aus ihrer Intensität in eine seichte Belanglosigkeit überzugehen. Alle Gesprächsteilnehmer müssen diesen Moment ertragen; der Arzt muß, indem er die Gesprächsführung bei sich behält, den Mut zur Ruhe und zum Warten haben. Er sollte gerade in dieser Situation mit dem Patienten Blickkontakt halten.

Danach sind z. B. folgende Möglichkeiten zum neuen Gesprächsbeginn möglich:

»Ich weiß, daß dieses Ergebnis für Sie im Moment sehr hart ist; es ist vielleicht leichter zu ertragen, wenn Sie etwas mehr speziell auch über die Therapie- und Heilungsmöglichkeiten erfahren würden. Dazu möchte ich ihnen jetzt gern mehr erzählen«.

oder:

»Ich möchte Ihnen jetzt gern etwas mehr über diese Erkrankung und die Behandlungsmöglichkeiten erklären. Möglicherweise haben Sie schon einmal im ›Großen Gesundheitsbuch‹ unter dem Stichwort XY nachgeschlagen. Diese Bücher sind jedoch viel zu allgemein und, was viel schlimmer ist, meist total veraltet, so daß es sicher besser ist, Sie fragen mich nach Informationen und beziehen diese nicht aus der Regenbogen-Presse«.

oder:

»Nun wäre es ja viel zu wenig, wenn wir mit der heutigen Medizin nur die Diagnose stellen würden und Sie dann hinterher mit dem ganzen Problem alleine sitzen ließen. Deshalb möchte ich Ihnen jetzt gern etwas zu den verschiedenen Therapiemöglichkeiten sagen«.

Wir führen so das Gespräch weg von dem »Tiefpunkt«, der Diagnose, hin zu den sich ergebenden Konsequenzen, erweitern damit den Blickwinkel, zeigen neue Wege auf und bringen nach der »vernichtenden« und Stillstand auslösenden Offenbarung durch eine weiterführende Perspektive wieder Bewegung in das Gespräch. Dabei ist es sehr wohl möglich, daß durch die spezifische Diagnose noch weitere Untersuchungen notwendig werden. In diesem Fall ist es sinnvoll, diese zunächst kurz zu erläutern.

7.7.1 Diagnostische Konsequenzen

Sind nach Erhalt der Diagnose und vor Beginn der Therapie noch weitere diagnostische Schritte notwendig, so sollte man sie dem Patienten an dieser Stelle des Gespräches mitteilen. Da dies ihn meist eher belasten als beruhigen wird, müssen anstrengende Komponenten in den Hintergrund gestellt werden. Die zu erwartenden Ergebnisse sollten vom Patienten positiv gewertet werden können und ihm so eine gewisse Hoffnung auf Entlastung geben. In jedem Einzelfall muß die Notwendigkeit weiterer Untersuchungen begründet werden; das vorher durchgeführte Diagnostikprogramm würde sonst konzeptionslos erscheinen. Es ist besonders darauf hinzuweisen, daß die Diagnose zweifelsohne feststeht und eine »bessere« auch von den noch folgenden Untersuchungen nicht zu erwarten ist.

Wichtiger und einschneidender für den Kranken sind die therapeutischen Konsequenzen, die aus der bei ihm vorliegenden Erkrankung gezogen werden können bzw. müssen. Dieser Punkt bedarf einer sehr genauen und zugleich einfachen Darstellung; sie beeinflußt die zukünftige Einstellung des Patienten zu seiner Therapie und damit seine Compliance und ggfs. seine Heilungschancen.

7.7.2 Therapeutische Konsequenzen

Dazu sind beim Aufklärungsgespräch Aussagen zu zwei verschiedenen Komplexen zu machen. Zunächst muß es um die drei denkbaren therapeutischen Ansätze bei malignen Erkrankungen gehen:

➪ Operation,
➪ Bestrahlung,
➪ Chemotherapie.

Danach muß der problematische Punkt erläutert werden:

➪ Gibt es eine kurative Therapie oder stehen nur palliative Ansätze zur Verfügung?

Bei der Erörterung der drei verschiedenen Therapiemöglichkeiten kann man davon ausgehen, daß jeder Patient schon etwas von Operationen gehört oder diese am eigenen Leib erfahren hat. Viel weniger ist jedoch über eine Bestrahlung oder eine Chemotherapie bekannt. Die meisten Kenntnisse hierzu stammen aus der Laienpresse oder Erzählungen von anderen Betroffenen; sie sind entweder verzerrt oder zumindest sehr subjektiv dargestellt. Deswegen sind gerade die beiden Therapieansätze Bestrahlung und Chemotherapie mit dem Patienten sehr genau zu besprechen, damit eine angstbesetzte, mangelnde Informiertheit klaren Fakten weichen kann.

Obwohl man sich als Arzt vor einem Aufklärungsgespräch über die beste Therapie bei dem jeweiligen Patienten meist im klaren ist, die z. B. auch aus einer Kombination dieser drei Möglichkeiten bestehen kann, sollten alle drei einzeln dem Patienten vorgestellt werden. Dabei kann schon gleich eine Gewichtung erfolgen, bei der wenig erfolgversprechende Ansätze sehr zurückhaltend, die angestrebte Therapierichtung aber ausführlich und positiv wertend dargestellt werden.
So ist z. B. bei einem Morbus Hodgkin mit diffusem Lymphknotenbefall sicherlich von einer operativen Intervention abzuraten, da diese keine Aussicht auf Erfolg hätte; eine kombinierte Chemotherapie und Bestrahlung jedoch wäre als adäquate Therapie darzustellen.

Bei einem in die Umgebung infiltrierenden Pankreastumor hingegen ist im Einzelfall vielleicht – wenn auch nur unter palliativem Ansatz – zu einer Operation zu raten. Die Bestrahlung oder auch Chemotherapie hingegen sind aus heutiger Sicht wenig erfolgversprechend.

Betrachtet man nun, wie hier empfohlen, die drei Ansätze einzeln, wird dem Patienten schnell deutlich, wie das weitere Vorgehen im Interesse der bestmöglichen Therapie für ihn aussehen muß. Die dann folgenden Aussagen zeigen erste Perspektiven auf und sind durch das Abwägen verschiedener Wege mit den jeweiligen Vor- und Nachteilen für den Patienten auch später noch nachvollziehbar und somit mitzutragen.

Komplizierter ist es allerdings, dem Patienten z. B. folgenden Sachverhalt plausibel zu machen:

Der Patient hat eine maligne Erkrankung; aufgrund ihrer spezifischen Eigenschaften, des Krankheitsstadiums sowie fehlender kurativer Therapiemöglichkeiten ist zum Zeitpunkt der Diagnosestellung eine Therapie (noch) nicht notwendig (z. B. chronisch lymphatische Leukämie, Plasmozytom). In diesem Falle tendieren die meisten Patienten zunächst natürlich intuitiv dazu, im Interesse ihrer Überlebenszeit und Lebensqualität möglichst sofort eine Therapie beginnen zu wollen. Sie sind der Meinung, daß jeder verstrichene Monat ohne Behandlung ihnen schaden würde, und möchten lieber den vermeintlich sicheren Weg einer therapeutischen Intervention einschlagen. Es empfiehlt sich gerade dann, den Patienten voll über seine Erkrankung aufzuklären. Im nächsten Schritt sollte darauf verwiesen werden, in welchem Stadium sich die Erkrankung befindet. Es ist ja bei dieser Art von Erkrankungen sehr wahrscheinlich, daß der Patient zum Zeitpunkt der Diagnosestellung keine oder nur sehr wenige Beschwerden hat; ansonsten läge bereits eine Therapieindikation vor.

Auf diesen Umstand läßt sich deshalb argumentativ verweisen: Da der Patient bisher beschwerdefrei ist, und es eine Chemotherapie mit kurativem Ansatz für seine spezielle Erkrankung nicht gibt, sollte eine solche z. Zt. wegen der möglichen Nebenwirkungen nicht begonnen werden. Würden allerdings zu einem späteren Zeitpunkt Probleme auftreten, wäre eine Chemotherapie sehr wohl in der Lage, diese zu verringern oder zu beheben. Dies ist (abgesehen von dem fehlenden kurativen Ansatz) ja eigentlich für den Patienten ein »positiver« Aspekt, der auch so dargestellt werden kann. Man muß den Erkrankten davon überzeugen, daß ein solches Vorgehen speziell für ihn und seine Erkrankung zum jetzigen Zeitpunkt der richige Weg ist.

Im nächsten Schritt des Gespräches muß er darüber informiert werden,

⇨ was passieren muß, damit ein Therapieeinsatz sinnvoll wäre, und

⇨ wie die Erfolgsaussichten dann einzuschätzen sind.

Nur durch diese Hinweise kann der Patient tatsächlich zu einer guten, ihn selbst schützenden Mitarbeit und zu regelmäßigen Kontrollen angehalten werden. Sind ihm die Gefahren seiner Erkrankung nicht bekannt, so wird er sich bei Komplikationen wahrscheinlich zu spät bei seinem Arzt melden. Eine kooperative Mitarbeit mündiger Patienten ist speziell für den hier geschilderten Fall nur bei voller Aufklärung möglich. Eine solche verbessert darüberhinaus – wie oben schon festgestellt – auch die Compliance des Patienten.

Die eben gemachten Aussagen stehen in direktem Zusammenhang mit dem o. g. zweiten Aspekt: Gibt es eine kurative oder nur eine palliative Therapie?

Natürlich ist das gesamte Aufklärungsgespräch und gerade der hier beschriebene Teil für alle Teilnehmer leichter, wenn für den Patienten eine kurative Therapie zur Verfügung steht. Da diese sicher nicht bei allen Erkrankten erfolgreich ist, muß in diesem Fall die »Chance auf Heilung« genauer eingegrenzt werden. Sicher ist es demotivierend, wenn man dem Patienten sagt, daß er nur eine 10%ige Chance hat, in fünf Jahren noch am Leben zu sein. Ob eine solche Zahl deshalb zu diesem Zeitpunkt eines Aufklärungsgespräches notwendig ist, ist mehr als fragwürdig. Doch auch ohne Zahlen zu nennen, läßt sich eine eindeutige Ausrichtung auf die weiteren Ziele dadurch erreichen, daß man den kurativen Aspekt für alles weitere zunächst deutlich und wiederholt in den Vordergrund rückt. Dies muß speziell immer dann geschehen, wenn von negativen Komplikationen der Therapie oder anderen Problemen die Rede ist.

Nur mit dem Wissen, daß eine Heilung möglich ist, sind viele Patienten zu einer nebenwirkungsreichen Behandlung zu bewegen. Ohne eine starke Motivation zur Therapie und den ungebrochenen Willen, diese durchzustehen, wird das notwendige Procedere für die Patienten sehr schwierig sein.

Noch komplizierter ist es, wenn die einzuschlagende Therapie nur palliativen Charakter hat. Man erklärt diesen Umstand am besten indirekt, indem man Bezug auf sichtbare oder durch Laborwerte nachvollziehbare Probleme des Patienten nimmt und dann z. B. in Aussicht stellt,

➪ daß diese durch eine begonnene Therapie behoben oder zumindest deutlich gebessert werden können;

➪ daß starke Schmerzen durch die Therapie rasch verschwinden werden;

➪ daß der Patient nach Therapieende zunächst nach Hause entlassen werden kann.

Hier muß also die direkte und rasche Wirkung einer Therapie gegen die Komplikationen der Erkrankung in den Vordergrund gerückt werden; daß letztlich keine Aussicht auf eine endgültige Heilung besteht, muß zu diesem Zeitpunkt nicht spontan durch den Arzt formuliert werden. Vielmehr kann darauf hingewiesen werden, daß im Rahmen der Krebsforschung immer wieder neue Behandlungsmethoden entwickelt werden.

Es ist bei diesem Vorgehen häufig trotzdem nicht zu verhindern, daß die Patienten – allen Mut zusammennehmend – fragen, wie lange sie mit dieser Erkrankung leben können. Liegt eine kurative Möglichkeit vor, ist zu diesem Zeitpunkt der Diagnosestellung keine sichere Aussage möglich. Es empfiehlt sich in diesem Falle, den Patienten dadurch genauer aufzuklären, daß man auf folgenden Zusammenhang hinweist: Erst am Ende der angestrebten Therapie lasse sich (unter Zuhilfenahme der bei der Diagnosestellung veränderten Werte) aus ärztlicher Sicht eine Aussage zum Erfolg der Behandlung machen. Dieser wiederum ermögliche dann eine Aussage zur Überlebenszeit. Solches erscheint vielleicht einigen Patienten wie ein Umgehen der tatsächlichen (vermutlich schlechten) Antwort durch den Arzt. Deshalb muß betont werden, daß eine verläßliche Aussage für alle Beteiligten tatsächlich erst nach der Behandlung möglich ist. Es ist selbstverständlich, daß zu einem späteren Zeitpunkt diese Antwort nicht erneut verschoben werden darf.

Die dann notwendigen Formulierungen unterscheiden sich nicht sehr von denen, die bei nicht-heilbaren Erkrankungen auf die Frage des Patienten nach seiner Überlebenszeit gegeben werden können. Es hat sich bewährt,

dem Patienten und seinen Angehörigen in der Formulierung einen verläß-
lichen zeitlichen Rahmen zu geben. So ließe sich z. B. bei sehr fortge-
schrittenen Tumorstadien oder erfolgloser Therapie formulieren:

> »Sie müssen bei Ihrer Erkrankung und der jetzigen Ausprägung der
> Beschwerden in Wochen und nicht in Monaten oder Jahren rech-
> nen«.

Bei langsamer progredient verlaufenden Erkrankungen, die letztlich aber
mit oder ohne Therapie tödlich enden werden, läßt sich formulieren:

> »Sie können bei dieser Erkrankung in Jahren, jedoch nicht in Jahr-
> zehnten rechnen; es ist allerdings auch früher eine Verschlechterung
> Ihres jetzt guten Allgemeinzustandes möglich, jedoch nicht wahr-
> scheinlich«.

Bei Patienten, die sich im Endstadium ihrer bösartigen Erkrankung ohne
weitere Therapiemöglichkeiten befinden, sind häufig drängende Probleme
zu bedenken:

⇨ Müssen noch wichtige familiäre Angelegenheiten geklärt werden?

⇨ Sind finanzielle Aspekte zu regeln?

⇨ Welche Dinge hatte er sich persönlich unbedingt noch für sein Leben
vorgenommen?

⇨ Wie schätzt der Patient die Situation bzgl. seines bisherigen Arbeits-
platzes ein?

Nur mit voller Aufklärung kann er die für ihn oder seine Angehörigen
lebenswichtigen Entscheidungen treffen. Fragt ein solcher Patient nach seiner Chance zu (über-)leben, so sollte nichts verschwiegen werden:

> »Sie müssen in Ihrem jetzigen Zustand, Sie merken das sicher selbst
> am besten, in Tagen und nicht in Wochen ihre Zeit einteilen«.

Alle diese Antworten auf die entscheidende Frage nach der verbleibenden
Lebenszeit erfolgen natürlich unter Vorbehalt; wer möchte sich als Arzt
schon gern prophetisch auf diese Fragen einlassen. Diese Unsicherheit ist
jedoch keine Entschuldigung dafür, eine Antwort nicht geben zu wollen;

ein Hinweis auf die Grenzen des ärztlichen Wissens ist möglich, sollte jedoch nicht als Alibi in den Vordergrund gestellt werden. Wichtiger ist es vielmehr, den Patienten nach Beantwortung einer Frage der o. g. Art im nächsten Schritt davon zu überzeugen, daß das Wissen um die begrenzte Zeit vom Arzt mit dem Bewußtsein vermittelt wird, daß er diese Zeit mit dem Kranken gemeinsam gehen will. Die Bestärkung der Arzt-Patient-Beziehung gerade an dieser Stelle des Gespräches ist für den Patienten besonders wichtig. Niemals darf der Eindruck entstehen, man habe ihn als »Fall« mit einer schlechten Prognose damit jetzt innerlich abgeschrieben.

Für den Patienten ist es besonders wichtig, daß der Arzt ihm Hoffnung geben kann. Dabei läßt sich – bezogen auf den jeweiligen Patienten – z. B.

Hoffnung auf

⇨   Heilung,
⇨   Besserung der Beschwerden, der Schmerzen,
⇨   persönliche Integrität,
⇨   soziale Integration und
⇨   Lebensqualität

ausdrücken.

Handelt es sich um Kranke mit sehr ungünstiger Prognose bzw. nur noch sehr kurzer erwarteter Überlebenszeit, so wird häufig vom Patienten die Frage gestellt, wie der Tod eintreten werde und ob er viel leiden müsse. Auch diese Frage läßt sich ehrlich beantworten. Es ist für die Patienten dabei beruhigend zu erfahren, daß man in der heutigen Medizin sehr wohl die Möglichkeiten besitzt, starke Schmerzen vor dem Tode mit Medikamenten zu nehmen. Dies sollte explizit erwähnt werden. In diesem Zusammenhang ist darauf zu verweisen, daß es in der Entscheidung des Patienten liegt, ggfs. zum Sterben aus der Klinik nach Hause verlegt zu werden. Gerade Patienten mit malignen Erkrankungen, die eine lange Krankenhauszeit hinter sich haben, wünschen sich manchmal, nicht auf der Station in einem Klinikbett zu versterben. Diesem Wunsche sollte entsprochen werden. Es gehört auch zum ethisch einwandfreien ärztlichen Handeln, zu erkennen, wann einem Patienten in einer Klinik nicht mehr geholfen werden kann und inwieweit dieser sich nicht selbst gefährdet, wenn er nach Hause verlegt wird.

7.8 Lebensqualität

Ebenso wichtig wie der Tod ist in einem Aufklärunggespräch meist die Frage nach der Lebensqualität mit oder ohne Therapie. Der Patient erwartet Aussagen zu seiner Leistungsfähigkeit in den nächsten Monaten oder Jahren; er möchte Informationen haben über die Nebenwirkungen einer Therapie und die Zeit danach. Folgende Punkte gilt es anzusprechen:

⇨ Welche Nebenwirkungen hat die angestrebte Therapie? Zu welchen Komplikationen kann sie führen? Wie versucht man, diese zu verhindern, und was kann dabei wahrscheinlich doch nicht vermieden werden? Was kann der Patient zum Gelingen beitragen? Hier ist vollständige Aufklärung notwendig.

⇨ Wie lang sind die notwendigen Klinikaufenthalte?

⇨ Wie wird das Befinden während der Klinikzeit und wie zu Hause sein?

⇨ Welche Kontrolltermine sind zwischenzeitlich z. B. beim Hausarzt einzuhalten?

⇨ Wie wäre das weitere Leben ohne eine Therapie; überwiegen die Vorteile der Therapie ihre Nebenwirkungen in bezug auf die Lebensqualität?

⇨ Kann man in Urlaub fahren?

⇨ Welche Lebensgewohnheiten müssen umgestellt werden (Essen, Trinken, Schlafen, Autofahren)?

⇨ Welchen Einfluß hat die Therapie auf die Fortpflanzungsfähigkeit, welchen auf die sexuelle Aktivität?

⇨ Wie ist der weitere Umgang mit Freunden zu arrangieren?

⇨ Sollte der Patient versuchen, vielleicht stundenweise weiterzuarbeiten? Wie stellt man sich als Arzt dazu?

Alle diese Punkte sind für den Patienten deshalb so wichtig, weil sie zusammen seine Lebensqualität bestimmen. Nur bei ehrlicher Einschätzung dieser Einzelaspekte durch den Arzt kann der Patient sich wirklich einen Eindruck von seiner Krankheit, der notwendigen Therapie und speziell von deren Vorteilen machen. Auf diese ist immer wieder deutlich hinzuweisen, sofern sie die Nachteile überwiegen. Im entgegengesetzten Falle ist allerdings auch nicht zu verheimlichen, daß bei bestimmten Krankheiten die Nebenwirkungen z. B. einer Chemotherapie in bezug auf die Lebensqualität die erwarteten Vorteile überwiegen könnten. Besteht der Patient trotzdem auf einer Behandlung, ist das Procedere klar; wünscht er allerdings in Anbetracht dieser Aussichten nur palliative Maßnahmen, z. B. eine ausreichende Analgesie, darf der Arzt dies nicht als eine Kritik an seinen Fähigkeiten auffassen und sich vom Patienten zurückziehen. Gerade einer solchen Patientenentscheidung gehören größter Respekt und Hilfestellung.

7.9   Erneute Argumentation
gegen das Kausalitätsbedürfnis

Zu diesem Zeitpunkt eines Aufklärungsgespräches ist das Wichtigste schon gesagt, aber nicht alles besprochen. Dem Patienten wurden Perspektiven mit oder ohne Therapie vermittelt; es wurden Zeiträume eingegrenzt und das weitere Vorgehen vorgezeichnet. Im Patienten entstehen jetzt nach allen diesen neuen Informationen viele Fragen. Die erste ist oft:

> »Warum habe gerade ich diese Krankheit bekommen? Was oder wer ist daran schuld?«

Bei einigen Erkrankungen wie z. B. Bronchialkrebs ist aus ärztlicher Sicht dazu sicherlich eine (Er-)Klärung möglich; mit Schuldzuweisungen oder Vorwürfen an die bisherige Lebensweise des Patienten sollte man sich aber sehr zurückhalten. Dies nützt nichts für das weitere Vorgehen.

Sehr viel häufiger liegen jedoch keine genauen wissenschaftlichen Erkenntnisse zur Krankeitsursache vor. Deshalb sollte zu diesem Zeitpunkt des Gespräches und auf der Basis der dem Patienten jetzt bekannten Einzelheiten erneut dem Kausalitätsbedürfnis widersprochen werden. Es handelt sich dabei um zwei wichtige Einzelaspekte:

➪ »self-fulfilling prophecy«,

➪ Koinzidenz oder Kausalität.

Einige Patienten nehmen an, daß das Schicksal dieser Krankheit ihnen schon lange vorbestimmt gewesen sei. Sie glauben sogar, mit dem Auftreten der Symptome bzw. letztlich erst mit der Gewißheit dieses Aufklärungsgespräches bewahrheite sich etwas, das sie längst geahnt haben. Dieser Gedankenkonstruktion sollte der Arzt widersprechen. Es ist nicht hilfreich, wenn der Patient aus seiner Vergangenheit Einzelpunkte herauskristallisiert und diese dann verantwortlich macht. Die Orientierung muß vom Arzt vielmehr in die Zukunft gelenkt werden. Um dem Patienten klarzumachen, daß seine Erklärungsmodelle nicht zutreffen können, da hier eine Verwechslung von Koinzidenz (zufälligem Zusammentreffen zweier voneinander unabhängiger Faktoren) und Kausalität vorliege, muß zu bewußt abstrusen Beispielen gegriffen werden:

> »Sie müssen nicht glauben, daß das Ausbrechen der Leukämie damit zu tun hat, daß Sie – um ein abwegiges Beispiel zu bringen – vielleicht letzten Winter auf Mallorca waren oder die Zahnpasta wechselten«.

> »Um es klar zu sagen: Eine Ursache für das Auftreten des Bauchspeicheldrüsen-Krebses brauchen Sie nicht zu suchen. Es liegt also, um hier einmal ein abstruses Beispiel zu konstruieren, nicht daran, daß Ihre Lieblingsspeise Currywurst mit Pommes frites ist«.

Diese Formulierungsvorschläge mögen sehr »ungebührlich« in dem ernsten Zusammenhang eines Aufklärungsgespräches erscheinen. Die klinische Erfahrung lehrt jedoch, daß dem Konstruktionsbedürfnis der betroffenen Patienten und ihrer Angehörigen noch viel unwahrscheinlichere Kausalzusammenhänge einfallen. Da diese der weiteren Therapie nichts nützen und das dauernde Grübeln über das »Warum« den Patienten lähmen kann, sollte der Arzt zum jetzigen Zeitpunkt eines Aufklärungsgespräches diesen

Das Aufklärungsgespräch

Rückgriff auf geäußerte Beschwerden

die Schritte der Diagnostik

das entscheidende Untersuchungsverfahren

normale Funktion des erkrankten Organs

eingetretene Veränderungen

Nennung der Diagnose

Therapiemöglichkeiten und Therapiekonzept

Dauer und Nebenwirkungen

Erfolgschancen der Behandlung

Lebensqualität

Zeitliche Aspekte und ihre Funktion

Rückgriff auf die Vergangenheit

↓

Gesprächseröffnung

Gegenwart

↓

Gesprächstiefpunkt

Eröffnung von Zukunftsperspektiven

↓

Herausführung aus dem Tief

Punkt aktiv aufgreifen und zurechtrücken. Es können aber auch etwas weniger spektakuläre Entgegnungen verwendet werden:

>»Ich bitte Sie eindringlich, jetzt nicht nach irgendwelchen möglichen Ursachen für Ihre Erkrankung zu suchen; wir Mediziner suchen schon so lange und haben bisher nichts gefunden«.

>»Wenn Sie mich jetzt nach den Ursachen für Ihre Krankheit fragen, dann muß ich Ihnen leider ganz klar sagen: Es ist trotz des Standes der heutigen Medizin nicht bekannt, woher so etwas kommt«.

7.10 Zusammenfassung durch den Arzt

Am Ende des Gespräches sollte – wie auch bei der Anamneseerhebung – der Arzt eine Zusammenfassung aus seiner Sicht geben. Sie führt schließlich zum Allgemeinen zurück, kann aber auf die soeben mitgeteilten Einzelheiten Bezug nehmen. So wird eine andere Ebene der übergreifenden Darstellung als zu Beginn des Gespräches ermöglicht.

Im einzelnen müssen in dieser Zusammenfassung kurz folgende Unterpunkte wieder aufgenommen werden:

⇨   erste Beschwerden,
⇨   Weg zur Diagnose,
⇨   Diagnose (Bezeichnung),
⇨   Therapiekonzepte,
⇨   Nebenwirkungen,
⇨   Erfolgschance der Behandlung,
⇨   Lebensqualität.

Danach sollte der Patient erneut aufgefordert werden, Fragen zu stellen. Nachdem durch die Anlage des Gespräches zum jetzigen Zeitpunkt klar geworden sein dürfte, daß der Arzt seine Pflicht zur Aufklärung sehr ernst nimmt und deshalb die Wahrheit spricht, kann man spätestens an dieser Stelle des Gespräches eine prinzipielle Feststellung machen:

»Sie sollten wissen, daß ich Ihnen auf alle Fragen, die Sie stellen, eine ehrliche Antwort geben werde. Ich werde in jedem Fall die Wahrheit sagen und sie Ihnen ausführlich erklären. Das sollten Sie bedenken, wenn Sie mir Fragen stellen: Ich sage immer alles, was ich weiß, und werde Ihnen nichts verschweigen!«

7.11 Die Rolle des Arztes

Es geht jetzt darum, das Gespräch so zu beenden, daß alle Teilnehmer auch über das zwischenmenschliche weitere Verhältnis informiert sind. Der Arzt muß seine eigene Rolle für die weitere Therapie oder die Kontrolltermine beschreiben bzw. auf die Kollegen hinweisen, die vielleicht in Zukunft für den Patienten mit zuständig sein werden.

Es ist besonders wichtig, daß es jetzt zu keinem Bruch in der Arzt-Patient-Beziehung kommt. Nach der Aufklärung könnte es dem Patienten so erscheinen, als würde nur dieser eine Arzt ganz über seine Erkrankung Bescheid wissen. Dies ist natürlich meist nicht der Fall. Trotzdem sind viele Patienten verständlicherweise sehr auf den Arzt fixiert, der das Aufklärungsgespräch geführt hat. So erwarten sie von diesem zu Recht auch eine Aussage zur gemeinsamen Perspektive.

Der Arzt kann in seiner Antwort auch kurz andeuten, daß die gemeinsame Zukunft zwar relativ berechenbar erscheint, jedoch auch Unwägbarkeiten und Unberechenbarkeiten bestehen bleiben. Eine ehrliche Einschätzung der ärztlichen und medizinischen Grenzen sollte dem Patienten zugemutet werden.

7.12 Weitere Fragen – Der Merkzettel des Patienten

Erneut muß der Patient aufgefordert werden, zu dem bisher Gesagten Fragen zu stellen. Die weitere Ausgestaltung des vertrauensvollen Arzt-Patient-Verhältnisses wird auch erleichtert, wenn der Patient beim nächsten Gespräch »vorbereitet« seine Probleme vorbringen kann. Deshalb sollte man ihm raten, eventuell auftauchende Fragen auf einem Merkzettel zu notieren, damit sie nicht in der Aufregung des nächsten Arztbesuches ungestellt bleiben. Eine solche Aufforderung schließt dabei besonders auch die Angehörigen ein.

7.13 Das Wiedersehen

Ergeben sich keine weiteren Fragen mehr, so muß am Ende noch der nächste entscheidende Schritt abgesprochen und terminlich festgelegt werden. Dies gilt ebenso für den Beginn einer Therapie in vielleicht einer Stunde wie für einen ambulanten Kontrolltermin in drei Monaten; die Angabe eines solchen Zeitraumes kann der Patient für sich positiv als eine »Überlebensgarantie-Erklärung« interpretieren. Nur bei Fixierung des Punktes der Wiederaufnahme der Arzt-Patient-Beziehung mit einem festen Datum kann der Patient der Konstanz in der medizinischen Betreuung sicher sein. So könnte das vom Arzt eingeleitete Abschiedsritual, das einen Händedruck verlangt, z. B. lauten:

> »Wir sehen uns dann hier wieder zur Kontrolle der Blutwerte am 15. Juni. Wenn vorher etwas sein sollte, melden Sie sich bitte; auf Wiedersehen«.

> »Dann erstmal Tschüß; ich komme gegen 14 Uhr nochmals zu Ihnen, um Ihnen das erste Medikament zu spritzen. Sollten Sie bis dahin noch Fragen haben, können wir die ja dann besprechen«.

Die konzentrierte Zuwendung zum Patienten muß aufrecht erhalten werden, bis der Patient das Zimmer verlassen hat; er sollte hinausbegleitet werden. Eine Hinwendung zu anderen Unterlagen schon beim Hinausgehen des Patienten ist nicht akzeptabel, da so am Ende unweigerlich ein Bruch im durchstrukturierten Aufklärungsgespräch entstünde.

7.14 Zusammenfassung: Das Aufklärungsgespräch

Die technisierte Medizin erbringt heute im Rahmen der Diagnostik immer mehr Laborwerte und andere technische Details; auch bei der Therapie gibt es viele neue Behandlungsmethoden. Dies heißt für die Ärzte, immer mehr Methoden zu erlernen und deren Ergebnisse zu gewichten. Für die Patienten bedeutet dies, daß sowohl bei der Diagnostik ihrer Erkrankung als auch bei deren Therapie Aufklärungsbedarf besteht.

Im Interesse einer patientenzentrierten Medizin, die auf die Mitarbeit des Kranken angewiesen ist, wird hier für eine offene Aufklärungsstrategie eingetreten. Diese setzt beim Arzt für das Aufklärungsgespräch Wahrhaftigkeit und Ehrlichkeit voraus; es darf nicht der Versuch gemacht werden, für den Patienten wichtige Informationen zu verschweigen. Vielmehr läßt sich mit den bisherigen Untersuchungen zum Thema »Aufklärung« zeigen, daß ein offenes Gespräch zwischen Arzt und Patient für die gemeinsame Zukunft bei der einzuschlagenden Therapie vorteilhaft ist.

Ein für beide Teilnehmer ertragbares und ertragreiches Aufklärungsgespräch zu führen, wird im Medizinstudium nicht vermittelt. Auf der Basis der wenigen vorliegenden Forschungsergebnisse und unter Zugrundelegung eines eigenen Konzeptes, speziell für maligne Erkrankungen, wurde in diesem Kapitel eine Strategie für ein Aufklärungsgespräch entworfen.
Diese muß unter Berücksichtigung zeitlicher und räumlicher Vorbedingungen vom Arzt in bestimmter Weise angelegt werden: Es sollte dabei an ein aus der Vorgeschichte des Patienten bekanntes Problem angeknüpft werden.

Die weiteren Schritte folgen einem spiralförmigen Argumentationszyklus, der Folgendes thematisiert:

▷ den »Normalbefund« des erkrankten Organs als Ausgangswert,
▷ eine grobe Einordnung des »Veränderten« in das vormals Normale,
▷ eine genauere Benennung des erkrankten Bereiches,
▷ eine namentliche Nennung der Erkrankung und eine Erläuterung der Bezeichnung,
▷ eine Erklärung der möglichen Therapie,
▷ die Bewertung der Therapie und ihres möglichen Erfolges,
▷ Erläuterungen zur Lebensqualität,
▷ eine Skizzierung der Zukunft für den Patienten und den Arzt.

Ein in solcher Weise angelegtes Aufklärungsgespräch bei malignen Erkrankungen kann als Basis für jede Art von Patientenaufklärung gelten. Die Beherrschung eines scheinbar starren Schemas mit thematischen Vorgaben durch den Arzt ermöglicht diesem im nächsten Schritt und zu jedem Zeitpunkt die flexible Anwendung. Der Arzt muß dabei das Ziel verfolgen, dem Patienten mit einer bösartigen Erkrankung begründete Hoffnung zu machen.

Nur durch eine wahrhaftige Aufklärung des Patienten ist heute auf längere Sicht eine tragfähige Arzt-Patient-Beziehung vorstellbar.

8. Das Abschlußgespräch am Ende des stationären Aufenthaltes

Bisher wurden die Anamnesegespräche nach der Aufnahme eines Patienten in die Klinik, die Visitenführung und das Aufklärungsgespräch besprochen. Diese drei Gesprächsentitäten haben entscheidene Bedeutung für Arzt und Patient im Krankenhaus. Man erfragt erste Daten und Angaben des Patienten, die Diagnostik und die Therapie werden festgelegt und erläutert. Steht nun die Entlassung des Patienten aus dem Krankenhaus bevor, sollte am Entlassungstag noch ein – extra anberaumtes – abschließendes Gespräch zwischen Arzt und Patient stattfinden.

Dieses kann meist sehr kurz sein, größere Probleme sind üblicherweise nicht mehr zu erörtern; doch auch in diesem Gespräch sind eine Beachtung fester Regeln und das Ansprechen bestimmter Punkte wichtig und notwendig.

8.1 Ort, Zeitpunkt und Teilnehmer

Das Abschlußgespräch vor der Entlassung eines Patienten aus dem stationären Aufenthalt sollte – wie das Aufklärungsgespräch – im Arztzimmer stattfinden. Der günstigste Zeitpunkt ist der Vormittag des Entlassungstages, da

➪   bis dahin möglicherweise letzte, wichtige Informationen noch eingetroffen sind, die für die weitere Behandlung des Patienten Bedeutung haben können,

➪   der Patient noch Fragen stellen kann, die manchmal erst am Ende eines Krankenhausaufenthaltes auftreten,

➪   der Patient im Rahmen oder vor der täglichen Visite entlassen werden kann,

➪   der Patient zu einer akzeptablen Tageszeit nach Hause reisen kann,

➪   der Arzt durch diese zeitliche Plazierung deutlich macht, wann er den Patienten aus seiner Obhut und dem Krankenhaus entlassen will.

Für ein solches Gespräch müssen üblicherweise nicht mehr als 15 Minuten veranschlagt werden.

Teilnehmer sollten natürlich der Arzt und der Patient sein, es ist aber auch im Hinblick auf die spätere Versorgung und letzte Hinweise an folgende Personen zu denken:

➪ Ehepartner bzw. Kinder,
➪ Gemeindeschwester,
➪ Sozialarbeiter,
➪ Krankengymnastin,
➪ Ambulanzarzt.

8.2 Aufbau und Themen des Gespräches

Nach der Begrüßungssequenz muß der Arzt dem Patienten kurz erläutern, was aus seiner Sicht in diesem Gespräch noch abschließend geklärt bzw. erklärt werden soll. Folgende Punkte müssen danach im einzelnen angesprochen werden:

➪ Diagnose.
➪ Worauf stützt sich diese?
➪ Welche Konsequenz hatte dies bisher während des stationären Aufenthaltes?
➪ Welche Konsequenzen kommen auf den Patienten jetzt zu Hause zu?
➪ Wo sind aus ärztlicher Sicht Probleme zu erwarten?
➪ Welche Medikamente oder andere therapeutische Maßnahmen (Krankengymnastik, Inhalationen, Massagen) sind notwendig?
➪ Wozu dient das einzelne Medikament?
➪ Wie sind die Medikamente einzunehmen (Tabletten, Tropfen, Zäpfchen etc.)?
➪ Wann sind die Medikamente einzunehmen? (Dazu unbedingt schriftlichen, lesbaren Plan mitgeben.)

➪ Wie erhält der Patient die verordneten Mittel (Rezept mitgeben, umgehend an den Hausarzt verweisen)?

➪ Wie wird der Hausarzt über die bisherigen Ergebnisse und die notwendige Therapie informiert (Kurzbrief mitgeben)? Wann wird der ausführliche Brief beim Hausarzt eintreffen können?

➪ Wie ist der Stationsarzt ggfs. für weitere Rückfragen vom Patienten oder Hausarzt zu erreichen?

➪ Ist eine erneute Aufnahme vorgesehen?

➪ Läßt sich der Termin für ein Wiedersehen fixieren?

➪ Ist man als Arzt an einer Wiederaufnahme der Beziehung interessiert; unter welchen – für den Patienten zumeist ungünstigen – Umständen wäre diese zu erwarten?

Beachtet man diese jeweils sehr kurz zu besprechenden Punkte, ist der Patient gut auf den Situationswechsel vorbereitet; seine mögliche Angst vor dem Neuen, das eigentlich das Alte sein sollte, ist reduziert oder genommen. Auch zu diesem Zeitpunkt ist es notwendig, den Patienten zum Fragen zu ermuntern, damit er den »Sprung« in die wiedergewonnene »Freiheit« gut informiert und aufgeklärt machen kann.

Es ist am Ende des Abschlußgespräches für den Arzt sehr gut möglich, den Patienten für seine bisherige Mitarbeit zu loben. Die z. T. lange Zeit eines Klinikaufenthaltes erfordert vom Kranken viel Geduld, Leidensfähigkeit, Anpassung an Umgebung und Bettnachbarn und eine manchmal vollkommen neue Ausrichtung bestimmter Lebensinhalte. Gelingt es dem Patienten trotzdem, seinen Weg durch die unberechenbaren Tage seiner Klinikzeit zu finden, so kann dies vom Arzt sehr wohl positiv vermerkt werden. Man kann dadurch auch erreichen, daß

➪ der Patient bemerkt, inwieweit der Arzt seinen Weg beobachtet hat und gutheißt,

➪ der Patient mit dem Lob des Arztes Sicherheit für zukünftige medizinische Untersuchungen erlangt,

➪ ihm klar wird, wie sehr ein gutes Arzt-Patient-Verhältnis vom guten Willen und Einsatz beider Partner abhängt.

Somit sollte am Ende des Abschlußgespräches eine Bestärkung des Patienten stehen. Die sich noch anzuschließende Abschiedssequenz muß erneut drei Punkte berücksichtigen:

⇨ Noch weitere Fragen des Patienten?

⇨ Gibt es ein Wiedersehen; wenn ja: wann?

⇨ Das Abschiedsritual.

Beachtet man diese wenigen Regeln zum Gesprächsaufbau und Inhalt eines Abschlußgespräches am Ende eines stationären Aufenthaltes, ist eine weitere Verbesserung der Arzt-Patienten-Kommunikation zu erwarten. Auch der letzte Eindruck entscheidet über das zukünftige Vertrauensverhältnis zwischen den beiden Partnern.

9. Gesamtzusammenfassung und Ausblick

Ausgangspunkt war die Frage, wodurch die Kommunikation zwischen dem Arzt und seinem Patienten gestört wird. Folgende Einzelaspekte mußten u. a. genannt werden:

➪ Durch neue technische Verfahren, Spezialuntersuchungen und Labordaten steht weniger Zeit für den direkten Kontakt zwischen dem behandelnden Arzt und seinem Patienten zur Verfügung.

➪ Die Asymmetrie des Arzt-Patienten-Gespräches wird durch die Spezialisierung der Medizin ebenso wie durch die fachspezifische Qualifizierung und Diktion der Ärzte verschärft.

➪ Das Medizinstudium wird, dem wissenschaftlichen Fortschritt angepaßt, mehr naturwissenschaftlich ausgerichtet und kann sprachliche Fähigkeiten für den Arzt-Patienten-Dialog kaum vermitteln bzw. einüben.

Aus der Analyse der bisherigen Forschungsliteratur ergab sich, daß bisher nur einzelne Aspekte aus dem Bereich des Arzt-Patienten-Gespräches untersucht wurden, wobei oft einseitig linguistisch-orientiert vorgegangen wurde. Zwar basieren einige Untersuchungen z. T. auch auf empirisch-statistischen Daten, bleiben aber im wesentlichen deskriptiv, ohne Vorschläge oder gar Konzepte für eine Verbesserung des Sprachverhaltens zu machen. Es fehlten also klare, auch fachübergreifende Konzepte und in die Praxis umsetzbare Hilfestellungen.

Ziel des Buches ist es deshalb, neue Wege für die Arzt-Patienten-Kommunikation aufzuzeigen und für das ärztliche Sprechen umfassende Vorschläge zu machen. Dafür wurden in getrennten Kapiteln die unterschiedlichen alltäglichen Kommunikationssituationen bei der Anamneseerhebung, der Visite, der Patientenaufklärung und beim Abschlußgespräch nach einem

Klinikaufenthalt beschrieben. Für alle vier Gesprächsarten konnten klare aber variabel anwendbare Konzepte vorgegeben werden. Diese Struktur wurde für alle vier Bereiche mit Beispielen aus der Praxis des medizinischen Alltags veranschaulicht, die dem im ärztlichen Gespräch bisher ungeübten Arzt für seine berufliche Tätigkeit als Muster dienen können. Es ließen sich dabei für Gespräche zwischen Arzt und Patient übergreifende und allgemein gültige Forderungen aufstellen:

Die *Anamnese* stellt meist die erste ausführliche Begegnung zwischen dem Arzt und seinem Patienten dar. Sie sollte – trotz aller notwendigen Struktur – vom Arzt als ein Gespräch angelegt werden. Dieser flexible Dialog wird dann ermöglicht, wenn der Arzt auf akribisches Mitschreiben verzichtet und seine Fragepraxis variiert. Dazu gehören neben den notwendigen und informativen Ergänzungsfragen nach bestimmten Details aus der Vorgeschichte des Patienten auch offene Fragen, die eine ausführlichere Antwort zulassen. Am Ende einer Anamneseerhebung und nach der körperlichen Untersuchung des Patienten sollte der Arzt eine Diagnosehypothese entwickeln sowie die weiteren diagnostischen und ggfs. auch schon therapeutischen Schritte erläutern. So strukturiert kann das Anamnesegespräch therapeutische Funktion erlangen und eine solide Basis für die weitere Arzt-Patient-Beziehung legen.

Die *Visite* stellt für die meisten Patienten die wichtigste Gesprächsmöglichkeit mit ihrem Stationsarzt dar. Um das Arzt-Patienten-Gespräch nicht unnötig zu behindern, sollte eine strikte Trennung von Kurvenvisite auf dem Flur und Patientengespräch im Patientenzimmer eingehalten werden. Der die Visite führende Arzt sollte dann im Zimmer nur eine Gesprächsachse zwischen sich und dem Patienten etablieren, multidirektionale Äußerungen oder »Diskussionsrunden« über den Patienten sind zu vermeiden.
Einzuhalten sind in jedem Visitengespräch bestimmte sprachliche Rituale, die speziell dem in der asymmetrischen Gesprächssituation unterlegenen Patienten Sicherheit geben und Angst nehmen. Dazu gehören Begrüßungs- und Abschiedsrituale ebenso wie Rituale zum Eingriff in die Privatsphäre. Auch sollte der Patient dazu aufgefordert werden, noch eigene Fragen zu

ihn beschäftigenden Problemen zu stellen. Dieses Ritual läßt sich gut an den Beginn der üblicherweise vom Arzt einzuleitenden Abschiedssequenz stellen. Darüber hinaus sind besonders auch Empathierituale, die den persönlichen Zugang dieses Arztes zu diesem Patienten verbessern, wichtig, da sie sich als entscheidende Stabilisatoren für die Arzt-Patient-Beziehung herausgestellt haben. In der Visite ist ebenso wie in der Anamnese das aktive Zuhören des Arztes wichtig: Dieser sollte mit dem Patienten verbal wie non-verbal den Kontakt halten und versuchen, seinen Gedankengängen zu folgen. Vorauseilende Interpretation des vom Patienten Gesagten ist vom Arzt zu vermeiden, vielmehr kann dieser den Patienten sogar durch interessierte Zwischenfragen zum Erzählen anleiten.

Das *Aufklärungsgespräch,* speziell bei einer malignen Erkrankung, ist sowohl für den Arzt als auch für den Patienten sehr belastend. Es ist für beide hilfreich und kann dem Gespräch zum Erfolg verhelfen, wenn der Arzt als »Gesprächsleiter« einem klaren Konzept folgen kann. Dieses sollte den Einstieg über die körperlichen Beschwerden wählen, die den Patienten in die Behandlung des Arztes geführt haben. Im weiteren Gesprächsverlauf kann der Arzt dann von einem Allgemeinen ausgehen und die normale Funktionsweise des »Organs«, das erkrankt ist, erklären. Über die in diesem Einzelfall vorliegenden bösartigen Veränderungen gelangt man dann zur Diagnose, die benannt werden sollte. Diesen »Tiefpunkt« des Gespräches kann der Arzt überwinden, indem er dem Patienten im weiteren Verlauf die Möglichkeiten der Therapie, seine Prognose und auch seine Lebensqualität schildert. Dabei muß realistische Einschätzung der gegebenen Möglichkeiten ebenso vermittelt werden wie Zuversicht in die Behandlung und Hoffnung zumindest auf Besserung, wenn nicht Heilung. Erst nach klarer Darstellung der weiteren gemeinsamen Zukunft und zeitlich festgelegtem Beobachtungs- bzw. Behandlungsrahmen sollte das Gespräch enden. In jedem Fall muß der Patient Möglichkeiten haben, Fragen zu stellen.

Jede Aussage des Arztes gegenüber dem Patienten sollte wahrhaftig sein. Fehlende Information oder bewußte Fehlinformation bringen auf längere Sicht dem Arzt keine Entlastung und schaden dem Patienten bzgl. seiner weiteren Therapie und Prognose. Nur so wird auch ermöglicht, daß die heutige Medizin in Zukunft an Glaubwürdigkeit gewinnt.

Das Anliegen dieses Buches ist es auch, über die Ebene des ärztlichen Sprechens hinaus grundsätzliche Verhaltensweisen für das Arzt-Patienten-Gespräch zu formulieren. Dabei sollte sich der Arzt als Berater und Partner des Patienten verstehen und bemüht sein, die Asymmetrie in der Arzt-Patient-Beziehung durch Ehrlichkeit und Offenheit zu entschärfen. Der richtige Einsatz sprachlicher Mittel und angemessenes Verhalten des Arztes gegenüber seinem Patienten können dazu beitragen, dem Kranken, soweit das medizinisch verantwortbar ist, einen Teil seiner Selbstbestimmung zu erhalten. Es muß im Interesse der Ärzte sein, eine weitere Entfremdung zwischen der »Institution Medizin« und den Patienten aufzuhalten. Eine geschulte und bewußt eingesetzte ärztliche Sprache ist dafür eine Grundvoraussetzung.

10. Literaturverzeichnis

Adler, R.; Hemmeler, W.: Praxis und Theorie der Anamnese. Stuttgart/New York 1986.

Ahrens, S.: Interaktionsmuster der ambulanten Arzt-Patient-Beziehung in der Allgemeinarztpraxis. In: J. Siegrist; A. Hendel-Kramer (Hrsg.): Wege zum Arzt. Ergebnisse medizinsoziologischer Untersuchungen zur Arzt-Patient-Beziehung. München u. a. O. 1979, S. 83-112.

Anschütz, F.: Ärztliches Handeln. Grundlagen, Möglichkeiten, Grenzen, Widersprüche. Darmstadt 1987.

Anschütz, F.: Die körperliche Untersuchung. 3. erweiterte Auflage, Berlin u. a. O. 1978, spez. S. 1-33.

Argelander, H.: Der psychoanalytische Beratungsdialog. Studien zur Textstruktur und Deutung an formalisierten Protokolltexten. Göttingen 1982.

Artiss, K. L.; Levine, Arthur S.: Doctor-patient relation in severe illness. In: New Engl. J. Med. 288, 1973, S. 1210-1214.

Balck, F.; Koch, U.; Speidel, H. (Hrsg.): Psychonephrologie. Psychische Probleme bei Niereninsuffizienz. Berlin u. a. O. 1985.

Bailar, J. C.; Smith, E. M.: Progress against cancer? In: N. Engl. J. Med. 314, 1986, S. 1226-1232.

Balint, E.: The doctor-patient relationship in the 1980s. In: G. Jappe; C. Nedelmann (Hrsg.): Zur Psychoanalyse der Objektbeziehungen. Stuttgart 1980, S. 95-112.

Balint, E.; Norell, J. S. (Hrsg.): Fünf Minuten pro Patient. Eine Studie über die Interaktion in der ärztlichen Allgemeinarztpraxis. Frankfurt a. M. 1975.

Balint, M.: Der Arzt, sein Patient und die Krankheit. Stuttgart [7]1988.

Baltrusch, H.-J. F.: Krebsdiagnose und psychische Reaktionen: Psychosomatische Beiträge zum Verständnis der Krebskrankheit. Therapiewoche 30, 1980, S. 714-722.

Begemann-Deppe, M.; Jacobi, I,: Gruppenvisite versus Zimmervisite – Patienten nehmen Stellung. Psychiat. Prax. 8, 1981, S. 142-146.

Begemann-Deppe, M.; Jacobi, I.: Visiten auf einer psychiatrischen Station. Eine empirische Untersuchung über Erfahrungsprozesse im Rahmen struktureller Veränderungen. In: K. Köhle; H.-H. Raspe (Hrsg.): Das Gespräch während der ärztlichen Visite. Empirische Untersuchungen. München u.a.O. 1982, S. 287-297.

Berg, D.: Wahrheit und Wahrhaftigkeit im Dialog zwischen Arzt und Patient. In: Der Praktische Arzt 14-75, Juli 1975, S. 2108-2112.

Bernhard, T.: Der Atem. Eine Entscheidung. München 1981.

Bettex, M. C.: Psychologische Aspekte zur Begleitung von Krebskranken in der Akutklinik. Therapiewoche 33, 1983, S. 6956-6963.

Bettex, M. C.: Klinische Psychologie des Krebspatienten. Prax. Psychother. Psychosom. 31, 1986, S. 150-163.

Bleuler, M.: Bleiben wir am Kranken. Schweiz. Med. Wschr. 100, 1970, S. 89-96.

Bliesener, T.: Erzählen unerwünscht. Erzählversuche von Patienten in der Visite. In: K.Ehlich (Hrsg.): Erzählen im Alltag. Frankfurt a. M. 1980, S. 143-178.

Bliesener, T.: Gesprächskrisen. Entstehung und Bewältigung von Komplikationen in der Gesprächsführung. Opladen 1984.

Bliesener, T.: Konfliktaustragung in einer schwieriegn »therapeutischen Visite«. In: K. Köhle; H.-H. Raspe (Hrsg.): Das Gespräch während der ärztlichen Visite. Empirische Untersuchungen. München u.a.O. 1982, S. 249-268.

Bliesener, T.: Können Analogien Konflikte im Gespräch überbrücken? In: G. Hindelang; W. Zillig (Hrsg.): Sprache: Verstehen und Handeln. Akten des 15. Linguistischen Kolloquiums Münster 1980, Bd. 2. Tübingen 1981, S. 259-268.

Bliesener, T.: Wie kann man als Patient in der Visite zu Wort kommen? In: G.Tschauder; E. Weigand (Hrsg.): Perspektive: textextern. Akten des 14. Linguistischen Kolloquiums Bochum 1979, Bd. 2. Tübingen 1980, S. 27-36.

Bliesener, T.; Köhle, K.: Die ärztliche Visite. Chance zum Gespräch. Wiesbaden 1986.

Bohlken, J.: Gesprächssituation und Sprechverhalten während der Visite auf einer psychiatrischen Station. Medizinische Dissertation, Marburg 1986.

Böker, W.: Sprache, Ursachenkonzepte und Hilfesuchverhalten des Kranken in unserer Zeit. In: J. Mayer-Scheu; R. Kautzky (Hrsg.): Vom Behandeln zum Heilen. Die vergessene Dimension im Krankenhaus. Göttingen [2]1982, S. 9-22.

Borens, R.: Balint-Gruppen in der psychosomatischen Klinik. In: Therapiewoche 27, 1977, S. 7022-7028.

Boyle, C. M.: Difference between patients' and doctors' interpretation of some common medica terms. In: Brit. Med. J. 2, 1970, S. 286-290.

Brandlmeier, P.: Das ärztliche Gespräch in der Allgemeinpraxis. In: MMW 120 Nr. 42, 1978, S. 1371-1372.

Bräutigam, H. H.: Leben mit der Angst. Über die Furcht vor Krebs und die Notwendigkeit seriöser Aufklärung. In: DIE ZEIT, Nr. 50, 6. Dez. 1991, S. 22.

Brinker, K.: Linguistische Textanalyse. Eine Einführung in Grundbegriffe und Methoden. Grundlagen der Germanistik 29. Berlin 1985.

Brinker, K.; Sager, S. F.: Linguistische Gesprächsanalyse. Eine Einführung. Berlin 1989.

Bron, B.: Angst und Depression bei unheilbar Kranken und Sterbenden. DMW 112,4, 1987, S. 148-154.

Bron, B.: Klinische und therapeutische Aspekte der Trauer. DMW 114, 1989, S. 1294-1299.

Buchborn, E.: Die ärztliche Aufklärung bei infauster Prognose. In: Internist 22, 1981, S. 162-170.

Buchborn, E.: Wissenschaftssprache und Umgangssprache in der Medizin. In: Deutsches Ärzteblatt 86, 1989, S. C – 1341-1342.

Buddeberg, C.: Behandlung funktioneller Störungen aus psychotherapeutischer Sicht. Internist 32, 1991, S. 50-55.

Bunjes, V.: Die Aufgaben des Sozialarbeiters. In: Fritz Meerwein (Hrsg.): Einführung in die Psycho-Onkologie. Bern u. a. O. 1981, S. 211-222.

Bürgin, D.: Pädiatrische Psychoonkologie. In: Fritz Meerwein (Hrsg.): Einführung in die Psycho-Onkologie. Bern u. a. O. 1981, S. 165-183.

Butt, H. R.: A method for better physician-patient communication. In: Ann. o. Intern. Med. 86, 1977, S. 478-480.

Chomsky, N.: Sprache und Geist. Frankfurt a. M. 1970.

Clyne, M. B.: Die Arzt-Patient-Beziehnung. Internist 13, 1972, S. 409-413.

Condrau, G.: Der Mensch sucht seinen Tod. In: Dt. Ärzteblatt 88, Heft 16, 1991, S. B-899-904.

Conrad, R.: Studien zur Syntax und Semantik von Frage und Antwort. studia grammatica XIX. Berlin 1978.

Coulthard, M.; Ashby, M.: A linguistic description of doctor-patient interviews. In: M. Wadsworth (Hrsg.): Studies in everyday medical life. London 1976, S. 69-88.

Coulthard, M.; Ashby, M.: Talking with the doctor, 1. In: J. o. Communication 25, 1975, S. 140-147.

Demling, L.; Flügel, H.: Wie steht der Patient zur Aufklärungspflicht des Arztes? Ergebnis einer Umfrage. DMW 100, 1975, S. 1587-1589.

Deneke, F. W.: Arzt-Patient-Beziehung: Wahrnehmung und Diagnose. In: ders. u. a. (Hrsg.): Lehrbuch der medizinischen Psychologie. Köln 1977, S. 204-228.

Drees, A.; Gebhard, E.; Luban-Plozza, B.: Sprache des Kranken – Sprache des Arztes. Die therapeutische Übersetzung. Stuttgart u a.O. 1982.

Dreibholz, J.; Haehn, K.-D. (Hrsg.): Hausarzt und Patient. Lehrbuch der Allgemeinmedizin. Hannover 1983.

Dressler, W.; Wodak, R.: Zur Einführung. In: dies. (Hrsg.): Fachsprache und Kommunikation. Experten im sprachlichen Umgang mit Laien. Wien 1989, S. 1-5.

Eckstaedt, A.: Die Kunst des Anfangs. Psychoanalytische Erstgespräche. Frankfurt a. M. 1991.

Ehlich, K.; Rehbein, J.: Sprache in Institutionen. In: H.-P. Althaus u. a. (Hrsg.): Lexikon der Germanistischen Linguistik. Tübingen 1980, S. 338-345.

Ehlich, K.: »Quantitativ« oder »qualitativ«? Bemerkungen zur Methodologiediskussion in der Diskursanalyse. In: K. Köhle; H.-H. Raspe (Hrsg.): Das Gespräch während der ärztlichen Visite. Empirische Untersuchungen. München u. a. O. 1982, S. 298-312.

Ehlich, K.; Koerfer, A.; Redder, A.; Weingarten, R. (Hrsg.): Medizinische und therapeutische Kommunikation. Diskursanalytische Untersuchungen. Opladen 1990.

Eicke, D.: Balint-Gruppen-Arbeit als Forschungsmethode in der Psychosomatik. In: Therapiewoche 27, 1977, S. 6985-6988.

Eisenmann, I.: Der Arzt im Spiegel des Patienten – Erwartungen, Ängste, Kritik. In: C. Reimer (Hrsg.): Ärztliche Gesprächsführung. Berlin u. a. O. 1985, S. 65-72.

Eisenmann, I.: Ethik in der ärztlichen Gesprächsführung. In: C. Reimer (Hrsg.): Ärztliche Gesprächsführung. Berlin u. a. O. 1985, S. 59-64.

Eisenmann, I.: Zum Umgang mit Malignompatienten. In: C. Reimer (Hrsg.): Ärztliche Gesprächsführung. Berlin u. a. O. 1985, S. 31-36.

Elias, N.: Über die Einsamkeit der Sterbenden (in unseren Tagen). Frankfurt a. M. 1982.

Engelhardt, K.: Patienten-zentrierte Medizin. Stuttgart 1978.

Engelhardt, K.; Wirth, A.; Kindermann, L.: Kranke im Krankenhaus. Grenzen und Ergänzungsbedürftigkeit naturwissenschaftlich-technischer Medizin. Stuttgart ²1987.

Enke, H.: Autorität im Arzt-Patientverhältnis. Schleswig-Hosteinisches Ärzteblatt 24, 1971, S. 642-650.

Enke, H.: Regressive Tendenzen des Patienten im Krankenhaus. Prax. Psychother. Psychosom. 15, 1970, S. 210-220.

Fehlenberg, D.; Köhle, K.: Die Stationsarztvisite zwischen Krankenhausroutine und therapeutischem Gespräch – kommunikationsanalytische Untersuchungen einer für Arzt und Patient schwierigen Interaktionssituation. Psychother. med. Psychol. 33, 1983, Sonderheft. S. 45-52.

Fehlenberg, D.: Die empirische Analyse der Visitenkommunikation: Institutionskritik und Ansätze für eine reflektierte Veränderung institutioneller Praxis. In: Osnabrücker Beiträge zur Sprachtheorie, OBST 24, 1983, S. 29-56.

Fehlenberg, D.; Simons, C.; Köhle, K.: Ansätze zur quantitativen Untersuchung ärztlicher Interventionen im Visitengespräch. In: K. Köhle; H.-H. Raspe (Hrsg.): Das Gespräch während der ärztlichen Visite. Empirische Untersuchungen. München u. a. O. 1982, S. 232-248.

Fehlenberg, D.; Simons, C.; Köhle, K.: Die Krankenvisite – Probleme der traditionellen Stationsarztvisite und Veränderungen im Rahmen eines psychosomatischen Behandlungskonzepts. In: Thure von Uexküll: Psychosomatische Medizin. München u. a. O. 1990, S. 265-286.

Feiereis, H.: Das Gespräch mit somatisch und psychosomatisch Kranken. Allgemeiner Teil. In: C. Reimer (Hrsg.): Ärztliche Gesprächsführung. Berlin u. a. O. 1985, S. 7-16.

Feiereis, H.: Der schmerzende Dialog oder Vom heillosen Sprechen. In: H. Feiereis; R. Saller (Hrsg.): 3 heiße Eisen. München 1992, S. 9-115.

Ferber, Chr. v.: Die Rolle des Arztes in der modernen Gesellschaft. In: Der Praktische Arzt 11/71, 1971, S. 1146-1163.

Ferber, Chr. v.: Verfahren zur Beurteilung der gesundheitspolitischen Relevanz der ärztlichen Versorgung. In Der Praktische Arzt 7/71, 1971, S. 717-724.

Ferber, L. v.: Die Sprachsoziologie als eine Methode der Untersuchung des Arzt-Patienten-Verhältnisses. In: Kölner Zeitschrift für Soziologie 27, 1975, S. 86-96.

Fiehler, R.: Erleben und Emotionalität als Problem der Arzt-Patienten-Interaktion. In: K. Ehlich u.a. (Hrsg.): Medizinische und therapeutische Kommunikation. Opladen 1990, S. 41-65.

Finzen, A.: Arzt, Patient und Gesellschaft. Die Orientierung der ärztlichen Berufsrolle an der sozialen Wirklichkeit. Stuttgart 1969.

Fischer, B.; Lehrl, S. (Hrsg.): Patienten-Compliance. Stellenwert, bisherige Ergebnisse, Verbesserungsmöglichkeiten. Zweite Klausenbacher Gesprächsrunde. Mannheim 1982.

Fischer, K. J.: Warum redet keiner mit mir? In: Schleswig-Holsteinisches Ärzteblatt, Heft 10, 1977, S: 636-639.

Fisher, S.: Was Ärzte sagen – was Patientinnen sagen: Die Mikropolitik des Entscheidungsprozesses im medizinischen Gespräch. In: S. Trömel-Plötz (Hrsg.): Gewalt durch Sprache. Die Vergewaltigung von Frauen in Gesprächen. Frankfurt a. M. 1984, S. 143-162.

Fletcher, C.: Listening and talking to patients. In: Br. Med. J. 281, 1980, S. 845-847, 931-933, 994-996, 1056-1058.

Francis, V. et al.: Gaps in doctor-patient communication. New Engl. J. Med., Vol. 280, Nr. 10, 1969, S. 535-540.

Freyberger, H.: Ärztlicher Umgang mit Tumorpatienten in psychologisch-medizinischer Sicht. MMW 119, Nr. 43, 1977, S. 1381-1386.

Freyberger, H.: Balint-Gruppen-Arbeit mit Studenten im Rahmen der klinisch-psychosomatischen Krankenversorgung. In: Therapiewoche 27, 1977, S. 7076-7091.

Froelich, R. E.; Bishop, F. M. : Die Gesprächsführung des Arztes. Ein programmierter Leitfaden. Berlin u. a. O. 1973.

Gaus, E.; Köhle, K.: Ängste des Patienten – Ängste des Arztes. Anmerkungen zur Konfliktaustragung in einer schwierigen Visite bei einem Todkranken. In: K. Köhle; H.-H. Raspe (Hrsg.): Das Gespräch während der ärztlichen Visite. Empirische Untersuchungen. München u.a.O. 1982, S. 269-286.

Gebsattel, Freiherr von, V.-E.: Zur Sinnstruktur der ärztlichen Handlung. Studium Generale, Heft 8, 6. Jg., 1953, S. 461-471.

Geisler, L.: Arzt und Patient – Begegnung im Gespräch. Wirklichkeit und Wege. Frankfurt a. M. ²1989.

Geisler, L.: Arzt und Patient im Gespräch. Wirklichkeit und Wege. In: Deutsches Ärzteblatt 85, Heft 50, 1988, S. B – 2520-2526.

Gleichmann, S.; Gleichmann, U.: Patientenedukation bei Hypertonie – Welche Methoden sind praxisgerecht? Internist 32, 1991, S. 119-126.

Gross, R.; Hilger, H. H.; Kaufmann W.; Scheurlen, P. G. (Hrsg.): Ärztliche Ethik. Symposium, Köln, 1.12.1977, Stuttgart/New York 1978.

Gück, J.; Matt, E.; Weingarten, E.: Sprachliche Realisierung von hierarchischen Kontexten. – Eine Analyse intensiv-medizinischer Visitenkommunikation. In: H. G. Soeffner (Hrsg.): Beiträge zu einer Soziologie der Interaktion. Frankfurt/New York 1984, S. 121-161.

Gutwinski-Jeggle, J.: Das Arzt-Patient-Verhältnis im Spiegel der Sprache. Sprachwissenschaftliche Studien an Texten aus einer Balint-Gruppe. Berlin u. a. O. 1987.

Haferlach, T.: Das Gesprächsverhalten von Patientinnen und Patienten in der ärztlichen Visite. Unveröffentlichtes Manuskript, Kiel 1987, 80 Seiten.

Hahn, P.: Ärztliche Propädeutik. Gespräch, Anamnese, Interview. Einführung in die anthropologische Medizin – wissenschaftstheoretische und praktische Grundlagen. Berlin u. a. O. 1988.

Hansen, K.-J.: Die Aufklärungpflicht des Arztes in medizinischer und juristischer Sicht. In: Schleswig-Holsteinisches Ärzteblatt, 45, Heft 8, August 1992, S. 23-26.

Hartmann, D.: Begrüßungen und begrüßungsrituale. Überlegungen zu verwendungsweisen sprachlicher symbolik in kommunikativen handlungsmustern. In: Zeitschrift für Germanistische Linguistik 1, 1973, S. 133-162.

Hartmann, F.: Ärztliche Antworten auf elementare menschliche Leidensverfassungen. Therapiewoche 27, 1977, S. 6919-6933.

Hartmann, F.: Der erste Satz des Kranken im Gespräch mit dem Arzt. Therapiewoche 28, 1978, S. 8056-8062.

Hartmann, F.: Überhöhte Leitwerte ärztlichen Selbstverständnisses. In: Therapiewoche 31, 1981, S. 826-836.

Haun, R.: Der befreite Patient. Wie wir Selbsthilfe lernen können. Eine Alternative zum Medizin-Konsum. München 1982.

Have, P. ten: Und der Arzt schweigt. Sprechstunden-Episoden, in denen Ärzte auf Patienteninformationen sprachlich nicht reagieren. In: Konrad Ehlich u. a (Hrsg.): Medizinische und therapeutische Kommunikation. Opladen 1990, S. 103-121.

Heeschen, C.; Kolk, H.: Adaptation bei aphatischen Störungen. In: W. Klein (Hrsg.):.Sprache Kranker. LiLi 18, Heft 69, 1988, S.41-53.

Heimann, H. : Entscheidend ist die menschliche Vertrauensbasis zwischen Therapeut, Patient und Angehörigen. In: Therapiewoche 41, 1991, S. 99-103.

Hein, N.; Hoffmann-Richter, U.; Lalouschek, J.; Nowak, P., Wodak, R.: Kommunikation zwischen Arzt und Patient. In: Wiener Linguistische Gazette, Beiheft 4, 1985, S. 1-87.

Henne, H.; Rehbock, H.: Einführung in die Gesprächsanalyse. Berlin/New York 1982.

Herrmann, J. M.: Sprache zwischen Arzt. Patient und Wissenschaft. In: Sprache und Wissenschaft. Referate einer Vorlesungsreihe des Collegium Generale der Universität Bern. Bern 1984, S. 83-95

Hess, R.: Inhalt und Grenzen der ärztlichen Aufklärungspflicht. In: Der Praktische Arzt, 14, Juli 1975, S. 2120-2128.

Heß, F.: Die Wahrheit auch bei Krebs? In: Der Praktische Arzt 14-75, 1975, S. 2125-2128.

Hoff, F.: Der Arzt und die Wahrheit. In: ders.: Von Krankheit und Heilung und vom Sterben, Stuttgart, New York 1975, S. 267-285.

Hoffmann, L.: Die Wahrheit am Krankenbett. Aspekte zum Thema der Aufklärung Krebskranker. In: Schleswig-Holsteinisches Ärzteblatt, Heft 6, 1992, S. 22-23.

Hoffmann-Richter, U.: Der Knoten im roten Faden. Eine Untersuchung zur Verständigung von Arzt und Patient in der Visite. Bern 1985.

Holland, J. C.: Now we tell – But how well?. In: J. o. Clin. Oncol., Vol 7, Nr. 5 (May), 1989, S. 557-559.

Hunyadi-Buzas, E.: Arzt und Patient. Sprechen wir die gleiche Sprache? In: A. Drees u. a. (Hrsg.): Sprache des Kranken – Sprache des Arztes. Die therapeutische Übersetzung. Patientenbezogene Medizin, Heft 5, 1982, S. 15-19.

Hürny, Ch., Adler, R.: Psychoonkologische Forschung. In: F. Meerwein (Hrsg.): Einführung in die Psycho-Onkologie. Bern u. a. O. 1981, S. 13-63.

Jährig, C.; Koch, U.: Die Arzt-Patienten-Interaktion in der internistischen Visite eines Akutkrankenhauses – Eine empirische Untersuchung. In: K. Köhle; H.-H. Raspe (Hrsg.): Das Gespräch während der ärztlichen Visite. Empirische Untersuchungen. München u.a.O. 1982, S. 36-57.

Jaspers, K.: Arzt und Patient. Studium Generale, Heft 8, 6. Jg., 1953, S. 435-443.

Jetter, W.: Symbol und Ritual. Antropologische Elemente im Gottesdienst. Göttingen 1978.

Jores, A.: Über die Verantwortung des Arztes gegenüber dem Patienten. Studium Generale, Heft 8, 6. Jg., 1953, S. 458-461.

Jores, A.: Arzt und Lüge. Universitas 4, 1949, S. 1195-1202.

Kafka, F.: Ein Landarzt. In: Sämtliche Erzählungen. Frankfurt a. M. 1976, 124-128.

Joyce, C. R. B.; Caple, G.; Mason, M.; Reynolds, E.; Mathews J. A.: Quantitative study of doctor-patient communication. In: Quart. J. o. Med. 1969, No. 150, S. 183-194.

Kelly, W. D.; Friesen, S. R.: Do cancer patients want to be told? In: Surgery 27, 1950, S. 822-826.

Kerekjarto, M. v.: Psychosoziale Faktoren bei der Therapie und Betreuung von Neoplasiepatienten. Med. Klin. 77, Nr. 10, 1982, S. 314-316.

Kimball, C. P.: The biopsychosocial approach to the patient. Baltimore 1981.

Kindt, W.: Welchen Beitrag kann die Linguistik zur Verbesserung der Arzt-Patienten-Kommunikation leisten? In: S. F. Sager; P. Löning (Hrsg.): Kommunikationsanalysen ärztlicher Gespräche. Ein Hamburger Workshop. Hamburg 1986, S. 145-168.

Kirscht, J. P.: Communication between patients and physicians. In: Ann. o. Intern. Med. 86, 1977, S. 499-500.

Klein, W.: Einleitung. In: Sprache Kranker. Hrsg.: ders., LiLi 18, Heft 69, 1988, S. 7-8.

Klein, W.: Sprache und Krankheit. Ein paar Anmerkungen. In: ders. (Hrsg.) Sprache Kranker. LiLi 18, Heft 69, 1988, S. 9-20.

Klußmann, R.; Seidel, O.: Das ärztliche Gespräch in der medizinischen Ausbildung. In: MMW 120, Nr. 42, 1978, S. 1373-1378.

Knuf, J.; Schmitz, H. W.: Ritualisierte Kommunikation und Sozialstruktur, Hamburg 1980.

Koch, U.: Arzt-Patient-Beziehung: Normen, Rollen und Einstellungen. In: F. W. Deneke u. a. (Hrsg.): Lehrbuch der medizinischen Psychologie. Köln 1977, S. 179-203.

Koch, U.; Fauler, I.; Safian, P.; Jährig, C.: Affekte bei Ärzten und Patienten während der Visite. Eine Analyse verbalisierter Affekte mit dem Gottschalk-Gleser-Verfahren an Hamburger und Ulmer Visitengesprächen. In: K. Köhle; H.-H. Raspe (Hrsg.): Das Gespräch während der ärztlichen Visite. Empirische Untersuchungen. München u.a.O. 1982, S. 196-209.

Köhle, K.; Simons, C.; Scholich, B.; Dietrich, M.; Durner, A.: Das ärztliche Gespräch mit Malignomkranken. In: Therapiewoche 23, 1973, S. 2498-2504.

Köhle, K.: Die Wahrheit am Krankenbett – Dialektik ärztlicher Kommunikation mit Krebskranken. In: D. Alt; G. Weiss (Hrsg.): Im Leben bleiben. Psychosoziale Aspekte der Nachsorge brustkrebskranker Frauen. Berlin u. a. O. 1991, S. 17-38.

Köhle, K.; Simons, C.; Kubanek, B.; Zenz, J.: Zum Umgang mit unheilbar Kranken. In: T. von Uexküll: Psychosomatische Medizin. München u.a.O. 1990, S. 1199-1244.

Korsch, B. M.; Gozzi, E. K. et al.: Gaps in doctor-patient communication. I. Doctor-patient interaction and patient satisfaction. In: Pediatrics, Vol. 42, No. 5, 1968, S. 855-871.

Kübler-Ross, E. (Hrsg.): Reif werden zum Tode. Maßstäbe des Menschlichen. Band 9. Stuttgart [2]1976.

Kübler-Ross, E.: Befreiung aus der Angst. Berichte aus den Workshops »Leben, Tod und Übergang«. Stuttgart 1983.

Kübler-Ross, E.: Verstehen was Sterbende sagen wollen. Stuttgart 1982.

Kübler-Ross, E.: Interviews mit Sterbenden. Gütersloh [15]1990.

Küchler, T.: Stationskonferenz – Erfahrungen mit einer spezifischen Form von Gruppenarbeit. In: Onkologie Aktuell. Schriftenreihe des Tumorzentrums Homburg/Saar, Bd. 2. Homburg/Saar, 1984, S. 34-45.

Lalouschek, J.; Menz, F.: Ambulanzgespräche. Kommunikation zwischen Ambulanzschwestern und Ärzt/inn/en. In: K. Ehlich u.a (Hrsg.): Medizinische und therapeutische Kommunikation. Opladen 1990, S. 12-26.

Lalouschek, J.; Menz, F.; Wodak, R.: »Alltag in der Ambulanz«. Gespräche zwischen Ärzt/inn/en, Schwestern und Patient/inn/en. (Endbericht). Institut für Sprachwissenschaft der Universität Wien. Wien 1988.

Lalouschek, J.; Menz, F.; Wodak, R.: »Das Leben in der Ambulanz«. Zwischenbericht Ambulanzgespräche. Institut für Sprachwissenschaften der Universität Wien. Wien 1987.

Lalouschek, J.; Nowak, P.: Insider – Outsider. Die Kommunikationsbarrieren der medizinischen Fachsprache. In: W. Dressler; R. Wodak (Hrsg.): Fachsprache und Kommunikation. Experten im sprachlichen Umgang mit Laien. Wien 1989, S. 6-18.

Langsdorf, A.: Soziolinguistische Probleme im ärztlichen Gruppengespräch. In: Therapie der Gegenwart 119 (7), 1980, S. 751-762.

Lenga, G.; Gutwinski, J.: Sprechstunden – Psychotherapie des Arztes. Die Ausbildung in Balint-Gruppen aus linguistischer Sicht. In: D. Flader; R. Wodak-Leodolter (Hrsg.): Therapeutische Kommunikation – Ansätze zur Erforschung der Sprache im psychoanalytischen Prozeß. Königstein/Ts. 1979, S. 78-97.

Ley, P.: Towards better doctor-patient communications. In: A. E. Benett (Hrsg.): Communications between doctor and patients. Oxford 1976, S. 77-98.

Lind, S. E.; DelVecchio Good, M.-J.; Seidel, S.; Csordas, T.; Good, B. J.: Telling the diagnosis of cancer. In: J. o. Clin. Oncol., Vol. 7, Nr. 5 (May), 1989, S. 583-589.

Linden, M.: Therapeutische Ansätze zur Verbesserung der »Compliance«. Nervenarzt 50, 1979, S. 109-114.

Linden, M.; Albrecht, J.: Individueller Arzt-Patient-Kontakt auf einer psychiatrischen Akutstation. In: Psychother. med. Psychol. 31, 1981, S. 87-90.

Löning, P.: Das Arzt-Patienten-Gespräch. Gesprächsanalyse eines Fachkommunikationstyps. Bern u. a. O. 1985.

Löning, P.: Probleme der Dialogsteuerung in Arzt-Patientengesprächen. In: S. F. Sager; P. Löning (Hrsg.): Kommunikationsanalysen ärztlicher Gespräche. Ein Hamburger Workshop. Hamburg 1986, S. 105-126.

Löning, P.: Zur medizinischen Fachsprache. Stilistische Gliederung und Textanalysen. In: Muttersprache, 91. Jg., 1981, S. 79-92.

Löning, P.; Rehbein, J.: Arzt-Patienten-Kommunikation. Analysen zu interdisziplinären Problemen des medizinischen Diskurses. Berlin 1993.

Loo, J. van de; Wörmann, B.: Ärztliche Aufklärung über die Krankheit zum Tode. In: Deutsches Ärzteblatt 89, Heft 16, 17. April 1997 (17), S. B – 889-894.

Lörcher, H.: Gesprächsanalytische Untersuchungen zur Arzt-Patienten-Kommunikation. Tübingen 1983.

Lüger, H.-H.: Formen rituellen Sprachgebrauchs. Eine vorläufige Skizze. In: Deutsche Sprache 8, 1980, S. 21-39.

Lüth, P. (Hrsg.): Kommunikation in der Medizin. Aufsätze zu ihrer Theorie und Praxis. Stuttgart 1975.

Lüth, P.: Ansichten einer künftigen Medizin. München 1971.

Lüth, P.: Das Ende der Medizin? Entdeckung der neuen Gesundheit. Stuttgart 1986.

Lüth, P.: Kritische Medizin. Zur Theorie-Praxis-Problematik der Medizin und der Gesundheitssysteme. Hamburg 1972.

Lüth, P.: Lehren und Lernen in der Medizin. Stuttgart 1971.

Lüth, P.: Medizin. Medizin als Natur- und Sozialwissenschaft. Darmstadt 1974.

Lüth, P.: Sprechende und stumme Medizin. Über das Patienten-Arzt-Verhältnis. Frankfurt a. M. 1974.

Maass, G.: Wirklichkeit, Hoffnung, Angst und menschliche Zusammenarbeit zwischen Arzt und Patient. In: Der Praktische Arzt 14-75, 1975, S. 2112-2119.

Maaß, E.: Anmerkungen zur Geschichte der klinischen Visite. In: K. Köhle; H.-H. Raspe (Hrsg.): Das Gespräch während der ärztlichen Visite. Empirische Untersuchungen. München u.a.O. 1982, S. 313-328.

Macdonald, E. T.; Macdonald J. B.; Phoenix, M.: Improving drug compliance after hospital discharge. In: Brit. med. J. 2, 1977, S. 618-621.

Macleod, J. (Hrsg.): Clinical Examination. Edinburgh [6]1984, spez. S. 1-15.

Maguire, P., Faulkner, A.: Communicate with cancer patients: Handling bad news and difficult questions. In: Br. Med. J. 297, 1988, S. 907-909.

Mann, F.; Pfeiffer, W. M.: Analyse ärztlicher Aufklärungsgespräche vor Operationen. In: MMW 123, Nr. 10, 1981, S: 398-400.

Martini, P.: Arzt und Kranker. Studium Generale, Heft 8, 6. Jg., 1953, S. 450-458.

Martz, G.: Die Beziehungen zwischen Hausarzt und onkologischem Zentrum. In: F. Meerwein (Hrsg.): Einführung in die Psycho-Onkologie. Bern u. a. O. 1981, S. 184-198.

Mazeland, H.: Die Kontextualität minimaler Redeannahmen im Arzt-Patient-Diskurs. In: K. Ehlich u.a (Hrsg.): Medizinische und therapeutische Kommunikation. Opladen 1990, S. 82-102.

Meerwein, F. (Hrsg.): Einführung in die Psycho-Onkologie. Bern u. a. O. 1981.

Meerwein, F.: Das ärztliche Gespräch. Grundlagen und Anwendungen. Bern [3]1986.

Meerwein, F.: Die Arzt-Patienten-Beziehung des Krebskranken. In: F. Meerwein (Hrsg.): Einführung in die Psycho-Onkologie. Bern u. a. O. 1981, S. 84-164.

Menz, F.: Der geheime Dialog. Institutionalisierte Verschleierungen in der Arzt-Patient-Kommunikation. Philosophische Dissertation, Wien 1988.

Mickisch, R.; Weber, M.: Gedanken zur »Balint-Arbeit« auf einer klinisch-psychosomatischen Station. In: Therapiewoche 27, 1977, S. 7011-7021.

Mudersbach, K.: Die Methode der Gesetzesanalyse als Beitrag zur Individual-Linguistik zur Erfassung der Patienten-Wirklichkeit. In: W. Klein (Hrsg.): Sprache Kranker. LiLi 18, Heft 69, 1988, S.84-110.

Müllerleile, U.: Umgang mit Krebskranken. Typische Fehler und wie man sie vermeiden kann – Therapiebegleitung aus der Sicht eines internistischen Onkologen. In: Schleswig-Holsteinisches Ärzteblatt 10, 43. Jg., 1990, S. 7-9.

Niederle, N.; Aulbert, E.: Der Krebskranke und sein Umfeld. Stuttgart, New York 1987.

Nordmeyer, J. et al.: Dimension des ärztlichen Visitenverhaltens und ihr Zusammenhang mit ausgewählten Merkmalen von Arzt und Patient. Med. Psychol. 5, 1979, S. 208-228.

Nordmeyer, J.: Arzt-Patient-Beziehung während der Visite unter besonderer Berücksichtigung von Problempatienten. Diss., Hamburg 1981.

Nordmeyer, J. et al.: Formal-quantitative Aspekte des Sprachverhaltens von Arzt und Patient während der Visite. Zeitschrift f. klin. Psycholog. 10, 1981, S. 220-231.

Nordmeyer, J.: Formal-quantitative Aspekte der Arzt-Patient-Beziehung während der Visite. In: K. Köhle; H.-H. Raspe (Hrsg.): Das Gespräch während der ärztlichen Visite. Empirische Untersuchungen. München u.a.O. 1982, S. 58-69.

Nothdurft, W.:»Schilderung von Beschwerden« in ärztlichen Sprechstundengesprächen – Die interaktive Konstitution des klinischen Sachverhalts. In: S. F. Sager; P. Löning (Hrsg.): Kommunikationsanalysen ärztlicher Gespräche. Ein Hamburger Workshop. Hamburg 1986, S. 17-38.

Nothdurft, W.: »Ich komme nicht zu Wort«. Austausch-Eigenschaften als Ausschluß-Mechanismen des Patienten in Krankenhaus-Visiten. In: Amsterdamer Beiträge zur neueren Germanistik 13, 1981, S. 321-342.

Nothdurft, W.: Zur Undurchlässigkeit von Krankenhaus-Visiten. In: K. Köhle; H.-H. Raspe (Hrsg.): Das Gespräch während der ärztlichen Visite. Empirische Untersuchungen. München u. a. O. 1982, S. 23-35.

Nothdurft, W.; Reitemeier, U.; Schröder, P.: Beratungsgespräche – Analyse asymmetrischer Dialoge. Tübingen 1992.

Novack, D. H.; Plumer, R.; Smith, R. L.; Ochitill, H.; Morrow, G. R.; Bennett, J. M.: Changes in physicians' attitudes toward telling the cancer patient. In: JAMA 241, Nr. 9, 1979, S. 897-900.

Nowak, P.; Wimmer-Puchinger, B.: Die Umsetzung linguistischer Analyseergebnisse in ein Kommunikationstraining mit Ärzten – Ein Modellversuch. In: K. Ehlich u.a (Hrsg.): Medizinische und therapeutische Kommunikation. Opladen 1990, S. 137-142.

Oksaar, E.: Probleme der Arzt-Patient-Interaktion. In: Klaus Oehler (Hrsg.): Zeichen und Realität. Akten des 3. semiotischen Kolloquiums Hamburg. Bd. 3. Tübingen 1984, S. 1101-1110.

Paar, G.; Rassek, M.; Schultheis, K.-H.; Simons, C.; Köhle, K. Darstellung und Interpretation der Interaktionsvorgänge während einer ärztlichen Visite bei einer Patientin mit Colon irritabile. In: Verh. dt. Gesell. f. Innere Med. 81, 1975, S. 1737-1738.

Petzhold, E.; Reindell, A.: Klinische Psychosomatik. Heidelberg 1980, spez. S. 16-25.

Pfeiffer, W. M.: Bewältigungsstile im Aufklärungsgespräch vor Operationen. In: G. Hindelang; W. Zillig (Hrsg.): Sprache: Verstehen und Handeln. Akten des 15. Linguistischen Kolloquiums Münster 1980, Bd. 2., Tübingen 1981, S. 269-277.

Picker-Huchzermeyer, W.: Die Struktur der »Leidensgeschichte« in Arzt-Patienten-Gesprächen. Praktische Erfahrungen mit Studenten und Patienten. In: S. F. Sager; P. Löning (Hrsg.): Kommunikationsanalysen ärztlicher Gespräche. Ein Hamburger Workshop. Hamburg 1986, S. 127-144.

Quasthoff, U. M.: Das Prinzip des primären Sprechers, das Zuständigkeitsprinzip und das Verantwortungsprinzip. Zum Verhältnis von »Alltag« und »Institution« am Beispiel der Verteilung des Rederechts in Arzt-Patienten-Interaktionen. In: K. Ehlich u.a (Hrsg.): Medizinische und therapeutische Kommunikation. Opladen 1990, S. 66-81.

Quasthoff-Hartmann, U. M.: Frageaktivitäten von Patienten in Visitengesprächen: Konversationstechnische und diskursstrukturelle Bedingungen. In: K. Köhle; H.-H. Raspe (Hrsg.): Das Gespräch während der ärztlichen Visite. Empirische Untersuchungen. München u.a.O. 1982, S. 70-101.

Raspe, H.-H.: Informationsbedürfnisse von Patienten. Med. Welt Bd. 28/ Heft 49, 1977, S. 1990-1993.

Raspe, H.-H.: Warum fragen Krankenhauspatienten so wenig? Eine medizinsoziologische Untersuchung der Stationsarztvisite. Therapiewoche 30, 1980, S. 560-573.

Raspe, H.-H.; Siegrist, J.: Zur Gestaltung der Arzt-Patient-Beziehung im stationären Bereich. In: J. Siegrist; A. Hendel-Kramer (Hrsg.): Wege zum Arzt. Ergebnisse medizinsoziologischer Untersuchungen zur Arzt-Patient-Beziehung. München u. a. O. 1979, S. 113-138.

Raspe, H.-H.: Informationsbedürfnisse und faktische Informiertheit bei Krankenhauspatienten. In: H. Begemann (Hrsg.): Patient und Krankenhaus. München u. a. O. 1976, S. 49-70.

Raspe, H.-H.: Informationsbedürfnisse und faktische Informiertheit bei Krankenhauspatienten. Med. Klin. 71, Nr. 23, 1976, S. 1016-1020.

Raspe, H.-H.: Visitenforschung in der Bundesrepublik: Historische Reminiszenzen und Ergebnisse formal-quantitativer Analysen. In: K. Köhle; H.-H. Raspe (Hrsg.): Das Gespräch während der ärztlichen Visite. Empirische Untersuchungen. München u.a.O. 1982, S. 1-15.

Rassek, M.; Paar, G.; Schultheis, K.-H.; Simons, C.; Köhle, K.: Funktionen der ärztlichen Visite im Rahmen der internistisch-psychosomatischen Krankenversorgung. In: Verh. dt. Ges. f. Innere Med. 81, 1975, S. 1735-1737.

Reader, G. G. et al.: What patients expect from their doctors. In: The modern Hospital 89, 1957, S. 88-94.

Reimer, C.: Das Gespräch mit depressiven und suizidalen Patienten. In: C. Reimer (Hrsg.): Ärztliche Gesprächsführung. Berlin u. a. O. 1985, S. 41-46.

Reimer, C.: Interaktionsprobleme zwischen Ärzten und Krebspatienten. In: C. Reimer (Hrsg.): Ärztliche Gesprächsführung. Berlin u. a. O. 1985, S. 37-40.

Rellecke, E.-M.: Selbstverantwortung und Mitbestimmung des Patienten bei seiner Behandlung. Praktische Nutzanwendung des Analyse ärztlicher Gespräche. In: S. F. Sager; P. Löning (Hrsg.): Kommunikationsanalysen ärztlicher Gespräche. Ein Hamburger Workshop. Hamburg 1986, S. 39-84.

Remmert, A.: Mein guter Arzt? Umfrageergebnisse des Arbeitskreises »Leben Lernen mit Krankheit und Behinderung«. In: KISS, aktuell; Selbsthilfezeitung 40, Gesundheitsamt Hamburg Nord 1991, S. 7-8.

Renschler, H. E.: Erhebung der Anamnese. In: B. Savic (Hrsg.): Allgemeine klinische Untersuchungen. Berlin u. a. O. 1978, S. 1-6.

Reutter, S.: Die Interaktion zwischen Arzt und Patient. In: Med. Klin. 75, Nr. 14, 1980, S. 526-530.

Reynolds, M.: No news is bad news: patients' views about communication in hospital. In: Brit. Med. J. 1, 1978, S. 1673-1676.

Rohde-Dachser, C.: Ärztliche Psychotherapie-Weiterbildung in der psychiatrischen Klinik – Erfahrungen und Reflexionen am Beispiel der Medizinischen Hochschule Hannover. Psychother. med. Psychol. 6, 1979, S. 183-194.

Rose, H. K.: Die Gruppenvisite als Element stationärer Therapie. Psychiatr. Prax. 7, 1980, S. 266-271.

Rosumek, S.: Gespräche mit PatientInnen – oder über sie? Sprachwissenschaftliche Analysen von Oberarztvisiten in der Psychiatrie. Frankfurt a. M. u. a. O 1992.

Rosumek, Silke: Sprachliche Rituale in ihrer Form und Funktion. Vertrauensbildende Maßnahmen in der Arzt-Patient-Beziehung. Magisterarbeit, Christian-Albrechts-Universität, Kiel 1987.

Rosumek, S.: Sprachliche Rituale. Vertrauensbildende Maßnahmen in der Arzt-Patient-Kommunikation. In: K. Ehlich u.a (Hrsg.): Medizinische und therapeutische Kommunikation. Opladen 1990, S. 27-40.

Rufus von Ephesos: Die Fragen des Arztes an den Kranken. Herausgegeben, übersetzt und erläutert von Hans Gärtner. Berlin 1962.

Sacks, O.: Der Mann, der seine Frau mit einem Hut verwechselte. Deutsch von D. van Gunsteren, Leck 1991.

Sacks, O.: Stumme Stimmen. Reinbek bei Hamburg 1990.

Sacks, O.: Zeit des Erwachens, Das Buch zum Film. Weinheim 1989.

Sager, S. F.: Übersprungshandlungen im menschlichen Verbalverhalten. In: G. Hindelang; W. Zillig (Hrsg.): Sprache: Verstehen und Handeln. Akten des 15. Linguistischen Kolloquiums Münster 1980, Bd. 2. Tübingen 1981, S. 279-288.

Sager, S. F.; Löning, P. (Hrsg.): Kommunikationsanalysen ärztlicher Gespräche. Ein Hamburger Workshop. Hamburg 1986.

Savage, R.; Armstrong, D.: Effect of a general practitioner's consulting style on patients' satisfaction: a controlled study. In: British Medical Journal 301, 1990, S. 968-970.

Savić, B. (Hrsg.): Allgemeine klinische Untersuchungen. Berlin u. a. O. 1978.

Schadewaldt, H.: Der Arzt vor der Frage von Leben und Tod. In: Klin. Wschr. 47, Heft 11, 1969, S. 557-568.

Schipperges, H.: Erwartungen an den Arzt von morgen. In: Medicinale XX, Iserlohn 1990, Medizin und Grenzgebiete, Perspektiven für die '90er Jahre, 2. Aufl., Iserlohn, Bd. 2, S. 1095-1109.

Schlemmer, J.: Nur was sich ändert, kann bestehen. Neue Meinungen über das Gesundheitswesen. In: Medicinale XX, Iserlohn 1990, Medizin und Grenzgebiete, Perspektiven für die '90er Jahre, 2. Aufl., Iserlohn, Bd. 2, S. 1085-1094.

Schlemmer, J.: Was der Patient von seinem Arzt zu erhoffen wagt. In: Medicinale XX, Iserlohn 1990, Medizin und Grenzgebiete, Perspektiven für die '90er Jahre, 2. Aufl., Iserlohn, Bd. 2, S. 1111-1117.

Schmädel, D.: Nichtbefolgung ärztlicher Anordnungen. Med. Klin. 36, 1976, S. 1460-1466.

Schmädel, D.: Nichtbefolgung ärztlicher Verordnungen. Ausmaß und Ursachen. In: J. Siegrist; A. Hendel-Kramer (Hrsg.): Wege zum Arzt. Ergebnisse medizinsoziologischer Untersuchungen zur Arzt-Patient-Beziehung. München u. a. O. 1979, S. 139-171.

Schmähl, D.; Ehrhart, H. (Hrsg.): Ethik in der Behandlung Krebskranker und Schwerkranker. München u. a. O. 1987.

Schmidt-Knaebel, S.: Zum Begriff des »Ärztlichen Deutens« im Rahmen einer diskursanalytischen Psychotherapieforschung. In: Deutsche Sprache 16, 1988, S. 259-270.

Schober, C.: Tod und Sterben aus der Sicht von Medizinstudenten. Med. Diss., Heidelberg 1987.

Schüffel, W.; Schonecke, O. W.: Die Anamneseerhebung als Gespräch. In: Therapiewoche, Heft 30, 1973, S. 2478-2484.

Schwab, P. J.: Das Arzt-Patient-Gespräch als »Dynamisches Feld«. Ein Anwendungsbeispiel der vektoriellen Skalographie nach Strüber. In: K. Ehlich, u.a (Hrsg.): Medizinische und therapeutische Kommunikation. Opladen 1990, S. 122. 136.

Seidl, E.; Walter, I.: Angst und Information im Krankenhaus. Interaktionsprobleme zwischen Patienten, Ärzten und Pflegepersonal. Wien u. a. O. 1979.

Senn, H. J.; Glaus, A.: Wahrhaftigkeit am Krankenbatt – auch bei Tumorpatienten? In: Schweiz. Rundschau Med. (PRAXIS) 80, Nr. 9, 1991, S. 200-205.

Senn, H.-J.: Wahrhaftigkeit am Krankenbett. In: F. Meerwein (Hrsg.): Einführung in die Psycho-Onkologie. Bern u. a. O. 1981, S. 64-83.

Siegrist, J.: Asymmetrische Kommunikation bei klinischen Visiten. Med. Klin. 71, Nr. 45, 1976, S. 1962-1966.

Siegrist, J.: Arbeit und Interaktion im Krankenhaus. Vergleichende medizinsoziologische Untersuchungen in Akutkrankenhäusern. Stuttgart 1978.

Siegrist, J.: Asymmetrische Kommunikation bei klinischen Visiten. In: K. Köhle; H.-H. Raspe (Hrsg.): Das Gespräch während der ärztlichen Visite. Empirische Untersuchungen. München u. a. O. 1982, S. 16-22.

Siegrist, J.: Erfahrungsstruktur und Konflikt bei stationären Patienten. Ein Beitrag zur Wissenssoziologie im medizinischen Bereich. Zeitschr. f. Soziologie, Jg. 1, Heft 3, 1972, S. 271-280.

Siegrist, J.; Hendel-Kramer, A. (Hrsg.): Wege zum Arzt. Ergebnisse medizinsoziologischer Untersuchungen zur Arzt-Patient-Beziehung. München u. a. O. 1979.

Siminoff, L. A.; Fetting, J. H.; Abeloff, M. D.: Doctor-patient communication about breast cancer adjuvant therapy. In: J. o. Clin. Oncolog., Vol 7, No. 9, 1989, S. 1192-1200.

Sodemann, U.; Toerkott, J.; Köhle, K.: Affekt-Themen in Visiten bei Patienten mit ungünstiger Prognose auf einer internistisch-psychosomatischen Krankenstation. In: K. Köhle; H.-H. Raspe (Hrsg.): Das Gespräch während der ärztlichen Visite. Empirische Untersuchungen. München u. a. O. 1982, S. 210-231.

Speidel, H.: Die Balint-Gruppe. Voraussetzungen, Theorie und Methodik. In: Therapiewoche 27, 1977, S. 6946-6961.

Spelman. M.S.; Ley, P.; Jones, C.: How do we improve doctor-patient communications in our hospitals? In: World Hospitals: l'Hôpital dans le Monde. Vol. 2, 1966, S. 126-134.

Spiegel, A. D.; Demone, H. W.: Questions of hospital patients – unasked and unanswered. In: Postgraduate Medicine 43, 1968, S. 215-218.

Spiegel, Y.: Der Prozeß des Trauerns. Analyse und Beratung. Mainz [4]1981.

Spiegel-Rösing, I.; Petzold, H. (Hrsg.): Die Begleitung Sterbender. Theorie und Praxis der Thanatotherapie. Ein Handbuch. Paderborn 1984.

Sprang-Fogasy, T.: Alternativen der Gesprächseröffnung im ärztlichen Gespräch. In: ZGL 15, 1987, S. 293-302.

Sprang-Fogasy, T.: Ärztliche Kommunikation. Transfer diskursanalytischen Wissens in die Praxis. In: K. Ehlich u.a (Hrsg.): Medizinische und therapeutische Kommunikation. Opladen 1990, S. 143-155.

Sprang-Fogasy, T.: Medikamente im Gespräch zwischen Arzt und Patient – Gesprächsanalysen für die Praxis. In: Deutsche Sprache 16, 1988, S. 240-258.

Stamm, H.: Ist der Patient dem Arzt ausgeliefert? In: Therapie der Gegenwart, Heft 1, 118, 1979, S. 7-16.

Steiger, R.: Lehrbuch der Diskussionstechnik. Frauenfeld [5]1990.

Steiger, R.: Lehrbuch der Vortragstechnik. Frauenfeld [5]1990.

Steiger, R.: Menschenorientierte Führung. Anregungen für zivile und militärische Führungskräfte. Frauenfeld [3]1991.

Steinmann, G. et al.: Nonverbale Kommunikation zwischen Arzt und Patient während der Visite. Med. Psychologie 4, 1978, S. 68-80.

Streicher, H.-J.: Wie weit sind unsere Patienten aufklärbar. In: Fortschritte der Medizin 99, Nr. 41, 1981, S. 1673-1676.

Stunder, W. A.: Die Asymmetrie im Arzt-Patienten-Verhältnis bei der Visite. In: Deutsches Ärzteblatt 84, Heft 15, 1987, S. B – 714-716.

Stutterheim, C. von: Sprachanalyse als medizinisches Diagnoseinstrument. Eine exemplarische Diskussion des Gottschalk/Gleser-Verfahrens. In: W. Klein (Hrsg.): Sprache Kranker. LiLi 18, Heft 69, 1988, S. 54-83.

Sucharowski, W.: Widersprüche bei der Partnermodellierung zwischen Therapeut und Patient. In: S. F. Sager; P. Löning (Hrsg.): Kommunikationsanalysen ärztlicher Gespräche. Ein Hamburger Workshop. Hamburg 1986, S. 85-104.

Thaler, M. et al.: Exploration of doctor-patient relationship through projective techniques. Their use in psychosomatic illness. Psychosom. Med. 19, 1957, S. 228-239.

Theml, H.: Verdrängung und Aufklärung – zur Dynamik des Umgangs mit unheilbaren Erkrankungen. Med. Klin. 77, 1982, Nr. 10, S. 18-22.

Thiede, A. (Hrsg.): Die Wahrheit am Krankenbett. Eröffnungsveranstaltung der Akademie für medizinische Fortbildung der Ärztekammer Schleswig-Holstein am 27. Januar 1990. Köln 1990.

Todd, A. D.: »Die Patientin hat nichts zu sagen«: Kommunikation zwischen Frauenärzten und Patientinnen. In: S. Trömel-Plötz: Gewalt durch Sprache. Die Vergewaltigung von Frauen in Gesprächen. Frankfurt a. M. 1984, S. 163-183.

Träger, H.; Flemming, B.; Nordmeyer, J.; Meffert, H.-J.; Bleese, N.; Krebber, H.-J.: Psychological effects of preoperative doctor-patient communications. In: R. Becker; J. Katz; M.-J. Polonius; H. Speidel (Hrsg.): Psychopathological and neurological dysfunctions following open-heart surgery. Berlin u. a. O. 1982, S. 129-136.

Träger, H.: Psychologische Aspekte der ärztlichen Aufklärung von Patienten vor Herz- und Gefäßoperationen. Med. Diss., Hamburg 1980.

Uexküll, T. v.: Das Problem der Entsprechung von Rollen und Gegenrollen bei Arzt und Patient. In: G. Jappe; C. Nedelmann (Hrsg.): Zur Psychoanalyse der Objektbeziehungen. Stuttgart 1980, S. 37-73.

Uexküll, T. v.: Die Chefarztvisite als Problem. Die Suche nach »der Krankheit« und das Problem einer Organisation der Beteiligten. Med. Klin. 72, Nr. 7, 1977, S. 269-276.

Uexküll, T. v.: Sprechen und Sprachformen in der Medizin. In: A. Drees u. a. (Hrsg.): Sprache des Kranken – Sprache des Arztes. Die therapeutische Übersetzung. Patientenbezogene Medizin, Heft 5, 1982, S. 21-34.

Urban, H.: Sprachliche Kommunikationsstrukturen der ärztlichen Visite auf einer internistisch-psychosomatischen Station. Med. Diss., Ulm 1978.

Verres, R.: Die Kunst zu Leben. Krebsrisiko und Psyche. München, 1991.

Vollmoeller, W.: Beurteilung der Suizidalität durch den nicht-spezialisierten Arzt. DMW 114, 1989, S. 1422-1423.

Wadsworth, M.: Studies of doctor-patient communication. In: M. Wadsworth (Hrsg.): Studies in everyday medical life. London 1976, S. 3-12.

Wander, M.: Leben wär' eine prima Alternative. Tagebuchaufzeichnungen und Briefe. F. Wander (Hrsg.). Darmstadt u. a. O., [14]1982.

Weber, W.: Das Gespräch mit dem Krebspatienten und seinen Angehörigen. In: Schleswig-Holsteinisches Ärzteblatt, Heft 6, 1992, S. 23-24.

Weidmann, R.: Rituale im Krankenhaus. Eine ethnopsychoanalytische Studie zum Leben in einer Institution. Wiesbaden 1990.

Weimar, W.: Der ärztliche Heileingriff und das Aufklärungsgespräch des Arztes. In: Arzt – Krankenhaus – Patient, München 1976, S. 48-66.

Weiner, H.: Eine Medizin der menschlichen Beziehungen. Bemerkung zur Verleihung der Ehrendoktorwürde der Medizin durch die technische Universität München am 14. November 1988. Psychother. med. Psychol. 39, 1989, S. 96-102.

Weißbach-Rieger, A.: Praktische Erfahrungen mit der psychosozialen Rehabilitation beim Mammakarzinom. In: K. Ebeling; K. P. Hellriegel (Hrsg.): Mammakarzinom. Prävention Diagnostik Therapie Nachsorge. Tökendorf 1991, S. 259-263.

Wellendorf, F.: Rituelles Handeln in der Schule. Zur symbolischen Funktion von Lernzieltaxonomien. In: H. C. Goeppert (Hrsg.): Sprachverhalten im Unterricht. Zur Kommunikation von Lehrer und Schüler in der Unterrichtssituation. München 1977, S. 10-35.

Werlen, I.: Konversationsrituale. In: Jürgen Dittmann (Hrsg.): Arbeiten zur Konversationsanalyse. Linguistische Arbeiten 75. Tübingen 1979, S. 144-175.

Werlen, I.: Ritual und Sprache. Tübingen 1984.

Wesiack, W.: Das ärztliche Gespräch – Versuch einer Strukturanalyse. In: T. v. Uexküll: Psychosomatische Medizin. München u. a. O. 1990, S. 258-264.

Westphale, C.; Köhle, K.: Gesprächssituation und Informationsaustausch während der Visite auf einer internistisch-psychosomatischen Krankenstation. In: K. Köhle; H.-H. Raspe (Hrsg.): Das Gespräch während der ärztlichen Visite. Empirische Untersuchungen. München u. a. O. 1982, S. 102-139.

Wildgrube, K.: Die Arzt-Patient-Beziehungen. In: H.-D. Basler u. a. (Hrsg.): Medizinische Psychologie II. Sozialwissenschaftliche Aspekte der Medizin. Stuttgart 1978, S. 33-52.

Wildgrube, K.; Tewes, U.: Wissenschaftstheoretische und methodologische Überlegungen zur Erforschung der Arzt-Patient-Beziehung. In: W.-R. Minsel u. a. (Hrsg.): Brennpunkte der klinischen Psychologie. München 1982, S. 35-53.

Wilke, E.: Das Gespräch mit dem psychosomatisch Kranken. Spezieller Teil. In: C. Reimer (Hrsg.): Ärztliche Gesprächsführung. Berlin u. a. O. 1985, S. 17-30.

Witfeld, F.: Informationsübermittlung während der ärztlichen Visite auf einer internistisch psychosomatischen Krankenstation. Diss. Med. Ulm 1978.

Zutt, J.: Der Arzt und der Kranke, der Mediziner und der Fall. Studium Generale, Heft 8, 6. Jg., 1953, S. 443-449.